SOBRE O QUE ARREPIA A PELE DELA
O universo feminino, as relações, a alma e o sexo

ANA LUIZA COSTA

SOBRE O QUE ARREPIA A PELE DELA

O universo feminino, as relações, a alma e o sexo

ANA LUIZA COSTA

Sobre o que arrepia a pele dela © Ana Luiza Costa 09/2021
Edição © Crivo Editorial, 09/2021

Edição e Revisão: Amanda Bruno de Mello
Foto da capa: Day Bach
Projeto gráfico e diagramação: Lila Bittencourt
Agente Literário / Curador: Fernando Suhet
Coordenação Editorial: Lucas Maroca de Castro

Dados Internacionais de Catalogação na Publicação (CIP) de acordo com ISBD

C837s	Costa, Ana Luiza
	Sobre o que arrepia a pele dela: o universo feminino, as relações, a alma e o sexo / Ana Luiza Costa. - Belo Horizonte MG : Crivo Editorial, 2021.
	156 p. ; 13,6cm x 20,4cm.
	Inclui índice.
	ISBN: 978-65-89032-25-0
	1. Mulher. 2. Universo feminino. 3. Alma feminina. I. Título.
	CDD 305.42
2021-3012	CDU 396

Elaborado por Vagner Rodolfo da Silva - CRB-8/9410

Índice para catálogo sistemático:
1. Mulher 305.42
2. Mulher 396

Crivo Editorial
Rua Fernandes Tourinho, 602, sala 502
30.112-000 - Funcionários - Belo Horizonte - MG

www.crivoeditorial.com.br
contato@crivoeditorial.com.br
facebook.com/crivoeditorial
instagram.com/crivoeditorial
crivo-editorial.lojaintegrada.com.br

SUMÁRIO

PREFÁCIO..7

CAPÍTULO 1: Sobre sexo, tesão, desejo, vontade, lubrificação, arrepio, sensação..............................11

Atitude sensual...13
Uma carta para o orgasmo...16
O poder do beijo de língua...20
Sua celulite precisa ser amiga do seu desejo......................24
O sexo tóxico...29
Existe sexo sem amor?...32
Por que será que eu não sinto tesão?...................................36
O autoconhecimento e o prazer..39
Faça amizade com seu sexo...42
Para de desejar o cara que só deseja a si mesmo...............45

CAPÍTULO 2: Sobre amor-próprio, autoconfiança, permissão pra brilhar e encantar..................................51

Se entregue mais pra você..53
A culpa que eu sinto por ser um mulherão.........................56
O melhor namoro dessa vida..60
A escrita que fez eu me entender de vez.............................64
Pro desejo, menos casca, mais recheio................................68

O dia em que me revoltei contra meus cílios postiços..............72
Aprendendo a bater um bolão para mim mesma....................78
Você fica irresistível quando se veste de si...............................82
Sobre se amar na prática..87
Sinta-se ridícula...92
Onde você enfiou tua potência?..95

**CAPÍTULO 3: Sobre relacionamento amoroso,
emoção, vínculo, entrega, conexão..99**

Será que ele se importa?...101
Deixando ir quem não quer ficar...105
Depois da paixão, é a admiração que
sustenta o amor e o tesão...108
O que o machismo roubou dos homens e
como dificultou compreendê-los..113
O detox que te liberta do ranço relacional................................117
O valor do amor antigo..120
Aprenda a fazer falta..124
Por favor, envie nudes da alma..127

**CAPÍTULO 4: Sobre ser mulher, sobre ser mulher
além de mãe, sobre sororidade, cura do feminino,
sobre ser infinita...131**

Quatro sinais de que você está vivendo uma
intoxicação relacional entre mulheres.......................................133
Relatos de uma mãe que parou de se empanturrar
de informação e passou a se ouvir..141
Antes de mãe, mulher..147
Nos ensinaram a competir na corrida maluca
pelo marido ideal..150

PREFÁCIO

Tudo o que vier de Ana Luiza será algo que valerá a pena.

Digo isso porque Ana vibra verdade pelas vísceras e transpira amor pela alma.

Sua energia fala por si só.

Era uma tardezinha qualquer em que eu navegava pelas redes sociais e, sem saber como, cheguei até um perfil de textos envolventes, com os quais me identifiquei absurdamente, li um atrás do outro! Em seguida, havia algumas fotos de uma moça linda! Sorridente, com olhar forte, carregando um ar de simplicidade e, ao mesmo tempo, profundo, reflexo de quem transborda a sofisticação do intelecto...

Sem pensar muito, apenas sentindo, lhe escrevi: podemos ser amigas?

Nunca havia feito isso antes, mas segui meu instinto.

Em seguida, ela aceitou e começamos uma amizade única, especial e inexplicável, intensa o suficiente para me trazer aqui, hoje, quatro anos depois, escrevendo o prefácio do seu livro.

Fiz a coisa certa.

Ana Luiza é uma mulher repleta de autenticidade, coragem e vivência, além de ser um poço de sensibilidade. Traz em seus textos e transmite em sua escrita valores, inquietações, questionamentos, receios, conflitos, buscas, descobertas, conquistas e tantas facetas das infinitas camadas do feminino.

Toda e qualquer mulher se deliciará e se perceberá mais forte ao ler os escritos de Ana.

Autorize-se e permita-se esse mergulho nesta obra revolucionária do ser, estar e saber feminino.

Sempre teremos nossos problemas, dificuldades e obstáculos, mas uma mulher que se conhece e se reconhece, consegue se posicionar como protagonista da própria história sem precisar, depender ou permanecer em qualquer lugar ou situação que a machuque ou não faça jus ao seu valor.

Desejo a você, através dessa leitura, um encontro inesquecível com Ana Luiza, tão incrível, necessário e revolucionário como o que tive e tenho até hoje com ela.

Um abraço repleto de carinho,

Pamela Magalhães
Psicóloga e terapeuta de casal e família.

Olá, mana. Neste livro você encontra vários textos meus que têm o objetivo de te bagunçar aí dentro. Te fazer questionar, rever crenças, conectar com a tua faceta feminina, por vezes despotencializada por uma falta de contato consigo mesma, com seus sentimentos, motivações, desejos.

Quero que passeie comigo por essa leitura e vá revirando aí dentro de você sua bagagem interna e, através das minhas histórias, vá conseguindo acessar as suas, criando mais intimidade com elas.

Que bom que você está aqui, se dando esse tempo pra se olhar. Um beijo no seu coração.
Ana.

CAPÍTULO 1
Sobre sexo, tesão, desejo, vontade, lubrificação, arrepio, sensação

Fomos ensinadas a segurar, conter, retesar, reprimir, encolher. Endurecer o quadril, sorrir sem vontade, abotoar a blusa até o último botão. Servir sem tesão, sexo sem conexão, obrigação. Não gargalhar muito alto pra não chamar atenção. Espantar a tentação, não ouvir o coração, não viver com paixão. Repressão. Uma convivência íntima com o não. Tira a mão, sociedade em convulsão. Confusão, cisão. Adormecimento, depressão.

Chegou a hora da revolução, bem dentro de você está a sua permissão. Sentir a sua pulsação, dançar até o chão. Conhecer seu corpo, sentir seu cheiro, fazer as pazes com a sua pulsão. Fêmea potente na experimentação. Deixa teu corpo dançar a tua canção, o remédio pra tua dor vive na tua expressão.

ANA LUIZA COSTA
@psianaluizacosta

ATITUDE SENSUAL

Tema batido este, não? Assunto que rola entre mulheres e homens. A sensualidade é procurada, questionada, provoca curiosidade e fascínio.

Aí a gente se pergunta de onde ela vem, de que forma se compõe, como é que se expressa pro mundo essa tal coisa de ser sensual.

Combinando meu entender pessoal (como mulher) com o profissional (como psicóloga), compreendo que ser sensual tem total relação com autoestima, espontaneidade, leveza e originalidade. As roupas, os acessórios, as maquiagens podem até ser coadjuvantes do panorama da sensualidade, mas jamais os protagonistas. Eu adoro analogias, então vamos a uma delas: todos os aparatos externos usados para promover a sensualidade são detalhes, assim como quando você se monta bem linda pra uma festa, seu cinto é só um plus no seu look, o que te veste mesmo é o vestido. Se sair só de vestido, sem o cinto, vai continuar arrumada, mas não tem como vestir o cinto e não colocar o vestido. Deu pra entender? A sensualidade é o todo, tem relação com carisma, borogodó, o resto é pedacinho.

Ela se expressa no sorriso leve e autêntico, não naqueles lábios entreabertos calculadamente meio bicudos. Ela dá o ar da graça quando você dança de olho fechado e deixa a música te levar. Tua pegada sensual vem daquele abraço apertado, cheio de vida. Vem junto daquele jeito gentil, atencioso e, às vezes, desastrado que só você tem.

Se alguém te der uma receita pronta de como ser sensual, fica bem atenta: é difícil dar certo, não gaste nem teu tempo, nem teu dinheiro com isso. Ao invés de tentar descobrir de fora, fecha os olhos, olha pra dentro, se pergunta coisas, se toca, se entende, se observa, se conhece.

O autoconhecimento, pra mim, é uma superponte florida entre você e a sua sensualidade. Quanto mais você entende sobre si, mais fácil ser espontânea, parar de procurar parâmetros toda hora, parar de se comparar, parar de procurar a roupa X que parece sexy, o batom Y que disseram que deixa sensual. Ilusão, amigas, é isso que é... Vende sim, mas não preenche cabeça e coração, é passageiro, não vem pra ficar.

Sensualidade é sex appeal, borogodó, charme, luz, malemolência. Mas o grande segredo é que não tem só um tipo de cada coisa, na real, cada um tem um jeito e não adianta querer copiar, porque uma hora o cenário todo vai ficar forçado. E você vai ficar se sentindo vazia, sem identidade.

Faz um exercício... Pensa sobre quais características são fortes em você, o que teus amigos, amores, família mais falam sobre ti. Tipo, "ah, isso é bem você, né?", "ah, isso é sua cara". Começa a relacionar um pou-

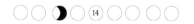

co o que aqueles que te conhecem absurdamente dizem com aquilo que você concorda que é seu mesmo. Trabalha em cima disso que já é você, pra extrair o melhor de si, potencializar sua sensualidade em cima da tua verdade, da tua identidade, da tua marca.

Gente, já tem muito do mesmo, tem receita pronta demais, está tudo coreografado no exagero já. Vamos criar? Vamos sair do lugar comum? Deu frio na barriga e medinho de ousar? Então é bem esse caminho aí, coragem. A gente se encontra no percurso.

UMA CARTA PARA O ORGASMO

Eu fiquei pensando em você e entendi que existem dois tipos de sentimento que te envolvem. Desejo e medo. Tantas mulheres te desejam e procuram por ti enquanto tantas outras temem sua presença. Na verdade, a vontade de te encontrar às vezes se mistura com o medo e, por isso, uma mulher pode se sentir confusa em relação a ti. Algumas te procuram tanto porque nunca te acharam e ouvem boas histórias a teu respeito. Contam que você é uma companhia deliciosa, que te encontrar é viver uma espécie de nirvana, enfim, dizem que você é o cara.

Por outro lado, dá medo! Por que será? Você já se perguntou isso, como pode ser tão desejado, mas temido? Eu, pensando sobre isso, acho que é porque você promove o descontrolar, descabelar, desconectar, soltar, entregar. E a gente vive essa vida moderna, calculada, controlada, ensaiada, programada. Então dá medo de você, porque para te encontrar é necessário um nível de despojamento enorme. Para te encontrar, a mulher tem que estar se sentindo livre em relação ao seu corpo e tem que achar que o sexo é algo lindo. Pois seu pai, Orgasmo, é o sexo, solitário ou acompanhado, mas sempre ele.

Te desejam, querido, porque as histórias que contam sobre ti fazem qualquer uma se apaixonar e desejar revirar os olhos na tua presença. Mas algumas te desejam muito e, quanto mais ficam fixadas em te encontrar, para mais longe de ti se projetam. Pois você é um cara sensível, cheio de querer, não vem assim do nada. Pra te encontrar é necessário deixar fluir, mas as pessoas querem técnicas, respostas rápidas, manuais e receitas que façam com que você apareça.

Eu entendo que queiram, mas eu entendo também que, quando você não vem, está querendo sinalizar algo com tua ausência. Está querendo dizer: Mina, tem alguma coisa sendo conduzida de maneira distorcida... Algo está te afastando da conexão com teu corpo. Talvez tua mente esteja sendo a estelionatária da tua emoção. Talvez teu pensar esteja sufocando o teu sentir, colocando o travesseiro na cara dele até o último suspiro. Então eu acho que o fato de não te encontrar pode ser visto como uma chance de rever como está sendo conduzida a entrega (ou falta dela) ao prazer de maneira geral.

Existem situações corriqueiras na vida, não necessariamente sexuais, que dão respostas sobre como anda nossa relação com o prazer. Existem ocasiões orgasmáticas nessa vida. E eu acho, Orgasmo querido, que, se a pessoa não consegue senti-las assim, obviamente não conseguirá se conectar contigo. Pois, muitas vezes, sentir prazer é algo global e não está reduzido somente à capacidade de ficar juntinho contigo.

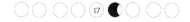

Por exemplo, degustar uma refeição dos deuses faz virar os olhinhos, correr 10 km e depois tomar uma água de coco gelada faz virar os olhinhos, esquentar o corpo no sol no inverno de 5 graus gelados também, fazer xixi depois de duas horas segurando, mesma coisa.

Entendeu, amigo? Você concorda comigo? Na minha fantasia, você se personifica na minha frente e vem me responder tudo isso, então a gente pede um café duplo e fica trocando ideia e teorizando. Mas sei que não é possível porque você não está nesse mundo pra ser explicado verbalmente nem pra ser racionalizado, você está aqui cumprindo sua missão maior que é com o sentir.

Então, Orgasmo, eu te escrevo essa carta pra dizer que você é importante demais. Tem até um dia com teu nome! Você é o cara! Você tem uma vibe boa, provoca prazer e relaxamento, promove conexão com as sensações, desconexão das pressões, vem pra gente afirmar o quanto nosso corpo é perfeito e potente.

Pra quem não te encontrou ainda nessa vida, eu desejo que entenda por que não. Fico feliz pela oportunidade profissional que tenho, enquanto psicóloga e sexóloga, de poder caminhar junto com uma mulherada que está louca por ti, mas que precisa entender que tua falta, por vezes, é consequência e não causa. Que todas possam entender que o medo de perder o controle te afasta, e que te amar e temer faz parte dessa coisa complexa que é o ser humano.

E que tudo bem, que elas não se odeiem por isso nem fiquem se desvalorizando. Que elas abracem a dificuldade com carinho, assim como fazem com as fragilidades das amigas.

Orgasmo querido, de uma coisa eu tenho certeza: você vem pra ensinar muito, muito além do revirar de olhinhos. Vem ensinar sobre as travas, sobre o excesso de dogmas, sobre as prisões sem grades em que, por vezes, vivemos. Obrigada por existir e por ser tão poderoso. Desejo que todas te conheçam e passem lindos momentos ao seu lado. Um beijo meu em nosso nome, suas fãs, mulheres que falham, acertam, tão reais, humanas, sensíveis, cíclicas.

O PODER DO BEIJO DE LÍNGUA

Beijo é pura sensação e entrega... Beijar bem significa beijar com todas as células do corpo. Beijo bom, para mim, é beijo intenso, beijo quente, beijo molhado, beijo com vontade. Existem muitos tipos de beijo. Vão desde os mais suaves e delicados até aquele enrolar de línguas que faz a gente pegar fogo.

Quando pensamos em beijo, temos que pensar também que cada um tem um gosto. Tem pessoas que preferem um beijo sutil, leve. Outras preferem aquele beijo cheio de desejo. O importante pro beijo ser bom é combinar com a gente. Cada um de nós precisa descobrir seu estilo próprio em tudo nessa vida, e não é diferente com o beijo.

Pode ser que você beije alguém e a coisa fique toda travada, pode ser que você não goste do beijo dessa pessoa. Esse ser que ficou com fama de beijo ruim pra você pode conhecer outro ou outra que verá estrelas através daquela mesma boca que você não quer mais encontrar. Resumindo, beijo bom é aquele que tem sintonia com você, que faz você desenhar pontos de exclamação imaginários na mente e aí você só quer beijar, beijar, até a pele ficar vermelha.

Em outras situações, pode até ser que fosse pra ser bom, mas não é. Então, se você gostou muito da pessoa, tenta de novo, porque talvez vocês não tenham relaxado o suficiente pra deixar rolar a sintonia. A nossa grande expectativa com a opinião alheia pode ser um grande impeditivo pros beijos gostosos e fluidos.

É comum, quando oscilamos na autoconfiança, ficarmos mais preocupadas com a performance do que com o prazer do que está rolando, e aí acaba sendo ruim. Nesse rolê a gente até entende uma tensão a mais. Mas pensa comigo, você já é uma adulta, que já beijou pra caramba, e se pega preocupada. Então, quando se pega preocupada com sua performance no beijo, é hora de ligar o alerta. Beijo bom é beijo relaxado, envolvido e envolvente. Não é à toa que a gente fecha o olho pra beijar, que é pra parar de controlar, de ver, de julgar. É hora de viajar naquele gosto, na textura daquela língua, no cheiro da pessoa, no enlace, no eterno daquele segundo. Se você percebe dificuldade, talvez precise deixar cair por terra algum complexo, preconceito, paradigma, entre tantos e tantos outros "trava-beijos" que acabam nos assombrando dentro da nossa cabeça.

O deixar fluir é extremamente importante e fundamental pra você curtir, assim como pro outro que te beija curtir também. O beijo na boca fluido, natural e aproveitado abre portas pros desejos do resto do corpo. O beijo que casa, que sintoniza promove o deleite do casal, a vontade de quero mais, o primeiro passo para aquela mão curiosa, para aquele toque malicioso, pro beijo em outras partes do corpo, pra lubrificação, pra conexão física, pro êxtase. Beijo bom ajuda a esquentar a relação, beijo bom mostra que vale a pena, libera energia, traz bom humor, dá brilho no olho.

Não importa se o beijo é com a pessoa da vida ou com a pessoa do momento, o beijo é a entradinha que dá fome, precede o jantar, aguça as papilas gustativas e faz a gente ficar com gostinho de quero mais. Que a gente sempre possa entender essa comunicação universal, que dispensa o verbal e é um super convite do nosso instinto, do nosso desejo. Que seja intenso, que seja quente, que flua e que a gente troque o pudor pelo prazer do beijo bom.

Teu corpo é pura magia. Nas tuas curvas, as estradas dos teus encantos, os caminhos do teu prazer. Cada marca conta um pedaço dessa história linda que é ser você. Teu corpo é templo. Ele é doce, sábio, ele expande, esquenta e te faz mar onde é recebido com respeito, com desejo. Ele se contrai, se esconde, se encolhe, seca quando você ainda não entendeu que tudo bem pulsar, tudo bem ser fêmea, tudo bem sentir tesão. Se derramar faz parte da tua essência. Faz as pazes com a casa da tua alma, deixa ela se experimentar no teu toque e no toque de quem te faz carinho no coração, te revira os olhos e te faz ver estrelas no céu do teu sexo. Tão lindo se contorcer com teu prazer. Aprende a se entregar pra você.

ANA LUIZA COSTA
@psianaluizacosta

SUA CELULITE PRECISA SER AMIGA DO SEU DESEJO

Vamos falar sobre como a supercobrança com o corpo pode detonar nossa vida sexual? Mas vamos falar também sobre como aceitar as imperfeições físicas permite que a gente viva tudo, na cama, de maneira muito mais intensa.

Todo mundo tem celulite, todo mundo, quando se dobra, se solta, muda de posição no sexo, deixa à mostra as curvas de um corpo real. Fora aquelas pessoas que não são reais. Que não são gente como a gente, rs. Que não se permitem viver sua imperfeição inerente e ainda arrebanham uma legião de mulheres que as seguem por uma simples razão: não se aceitam também.

Nada contra a vaidade, exercício, alimentação bacana, pelo contrário, acho muito legal cuidarmos da casa da gente, do nosso corpo. Eu só não acho justo escravizar esse corpo. Poxa! Ele tem marcas sim! Ele viveu um monte de coisa! Foi machucado, foi feliz, sentiu-se bem, se entristeceu. Essas marcas todas fazem parte da situação de estarmos vivas. E isso não é nada menos que lindo.

No momento sexual, a sua celulite precisa ser amiga do seu desejo, tem que participar daquela interação gostosa, da conexão sexual. Mas ela é só figurante, não pode ser protagonista. A função dela é somente te lembrar que você é humana, logo, marcada, e que seu corpo é uma máquina sensacional, que produz sensações que podem te fazer ver estrelinhas.

Eu preciso te dizer uma coisa: se alguém que está ali com você num momento íntimo desse, que é o sexual, está reparando na sua barriga que dobrou, no furinho da tua perna, no teu culotezinho, e isso faz com que ele (ou ela) murche na hora H, saia correndo daí pra nunca mais voltar. Se este ser humano consegue focar nisso diante de toda a volúpia que pode ser alcançada no momento sexual, não merece estar contigo.

Uma mulher potente no encontro sexual é aquela que está ali pra se entregar, pra liberar, pra se contorcer toda e esquecer que tem barriga, que tem dobra, que tem furo na perna. A mulher que se apropriou do seu desejo vai lá pra derreter em sensações, pra se deliciar e pra curtir. E o cara que está contigo, se realmente curte sexo, vai estar suscetível ao mesmo derretimento sensorial.

Lembra que não é filme erótico! Você não está ali pra atuar, fazer personagem, caras e bocas falsas, porque o teu filme é da vida real, você não vai vender pra ninguém. Esse curta-metragem vai direto pra sua biblioteca de vivências felizes, deliciosas, orgasmáticas. Ponto. Para de fazer tipo. Para de aceitar que alguém que vá pra cama contigo faça tipo. Se for pra ser assim, minha amiga, você tem dez dedos brincalhões e as lojas de produtos eróticos estão cheias de brinquedos incríveis, ou seja, se agarra na segunda opção.

O momento sexual existe pra você se desconectar dos inúmeros papéis e funções que desempenha, repetidamente, todo santo dia. Ali no sexo, pode tirar uma folga de quem você precisa ser para se tornar quem deseja ser... Que é você mesma, claro, risos. Mas pode fantasiar! Ser enfermeira, vampira, gatinha, dominadora, submissa, doce, selvagem... Derreta-se aos olhos do seu próprio prazer. Do beijo, do cheiro, do gosto, do balanço, do encanto. E, diante dessa delícia toda, vai ficar pensando em celulite na coxa?

Ah, não! A vida é uma só, não desperdice um banho de sol, um momento pra gargalhar, um abraço gostoso, um banho de mar, muito menos um sexo gostoso! Se a pira é do outro, que está fixado na tua imperfeição, manda ele passear, pra ontem. E se a pira é sua, despira. Sua celulite precisa ser amiga do seu desejo! Você se tornou o mulherão que é e a bichinha nasceu na sua perna porque faz parte da história, são parceiras de uma vida de acontecimentos.

Não faça seu corpo refém do seu perfeccionismo, da sua utopia, da sua distorção em relação ao conceito de ser um mulherão. Muito menos permita que alguém te aprisione em uma crítica sem sentido. Se cuide, faça drenagem se quiser e puder, se exercite, coma bem. Às vezes, saia da linha, vida que segue!

Se cuide, seja vaidosa, cuide da sua casa do seu espírito, mas não confunda alho com bugalho. Pare de achar que se privar de tudo pra ter uma perna lisa de novela vai te fazer mais feliz. Tá bom, vai lá, se quiser, fazer um tratamento pra dar uma amenizada nos furinhos, mas também não acho que deva vender a mãe pra fazer um tratamento lunático no intuito de conseguir aquela pele lisa de gente que não é como a gente.

A busca da perfeição física é irreal, porque somos, por essência, imperfeitas, porém gostosas, se nos permitirmos mexer o quadril. É inerente ao ser humano. Então, se pra alcançar uma pseudoperfeição você precisa sofrer, se enrijecer, ficar travada na cama, economizar no seu prazer, cultivar mais piras, porque entrou numa onda de virar boneca Barbie, tem alguma coisa disfuncional em ti. E, nessa altura, já virou um poço de tensão e ninguém chega naquele ápice sexual intergaláctico com o corpo todo trabalhado no estresse.

Já pensou não conseguir ter um orgasmo por causa da pira da dobra da barriga ou da celulite? Muitas mulheres passam por isso, algumas já se tratam pra se libertarem, outras nem sabem que isso pode ser muito sério. E você? Faça essa pergunta a si mesma e, se achar que a coisa está tomando uma proporção caótica, peça ajuda. Foge desse cativeiro!

E, quando estiver naquele momento nirvana do sexo e as suas celulites estiverem lá dançando nas suas pernocas, lembra que elas aparecem mais quando a gente aperta. Que sorte a sua ter mãos te apertando, te desejando, te querendo e indo contigo lá para aquele lugar onde a gente vê estrelas. Sacou?

Fala pra ela: celulitezinha, você se apresenta, mas não me define. Você está aí, ó, pra me ensinar algo que eu preciso aprender. A me amar mais, mulher real que sou. Talvez eu deva tomar mais água e comer melhor, mas o meu corpo tem o mapa pra mina do meu prazer. O resto é história. Fui.

O SEXO TÓXICO

Sexo é uma delícia sim! Mas tem jeito de fazê-lo virar problema.

O sexo pode ser usado de maneira negativa, assim como qualquer outra forma de relação. A sexualidade pode ser vivida de um jeito tóxico, em um comportamento de se automachucar, explorar e compensar. Eu estou querendo dizer que o sexo pode ser uma forma de expressar sentimentos de maneira distorcida.

É muito importante que você saiba identificar se o que deseja é mesmo fazer sexo ou se, na verdade, está procurando um colinho, uma boa conversa, um conforto para uma situação difícil. Muita gente confunde e acaba banalizando aquilo que realmente está sentindo. Sim, sexo é maravilhoso, mas pode ser nocivo se o usarmos como moeda de troca, como muleta e como uma forma confusa de receber afeto. A liberação sexual, as novas ideias abertas são sensacionais sim. Poder usufruir das sensações do próprio corpo é sair da gaiola. Mas ser refém do uso que fazemos dele é se trancafiar novamente na mesma gaiola da qual acabamos de bater asas.

Sabe quando você quer namorar aquele carinha ou aquela menina, tem vontade de ir ao cinema de mão dada, quer curtir um dia junto com os amigos, assistir filme grudado no sofá, falar sobre teu dia e perguntar sobre o dele ou dela, e você, então, cede a todas as investidas sexuais esperando que num belo dia possa viver tudo isso? E quando se dá conta, nem pensa mais se está com vontade daquele sexo, nem daquela posição, nem de mais um monte de coisa, porque não se questiona e acha que um dia vai rolar o romance. E isso se repete inúmeras vezes e você nem precisa mais usar brinquedos sexuais, pois já virou um. Isso acontece demais e a única certeza é a frustração. Se questione. Faça uma varredura pelos teus sentimentos pra ver se realmente só o sexo é suficiente nessa relação, se não for, se respeita e, se for, se joga e aproveita.

Frequentemente o amor-próprio frágil faz com que a pessoa se coloque em situações que poderiam ser evitadas se existisse mais entendimento sobre as emoções e mais carinho por si mesma. Transar pra manipular, segurar, controlar, chantagear alguém é o passaporte pro sofrimento. Se você identificar esse comportamento, preste atenção e reavalie suas atitudes.

No consultório eu recebo muitas manas que fazem uso do sexo de maneira nociva, e estes sentimentos entre eles são bastante comuns: sofrimento, sensação de menos-valia, de ter sido usada, arrependimento, tristeza. O autoconhecimento é fundamental para que você perceba esse tipo de comportamento.

Transar sem ter vontade, praticar formas de sexo sem estar confortável, permitir que desfrutem do seu

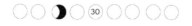

corpo sem isso te trazer bem-estar e satisfação é um jeito de se violar, de mostrar pouco cuidado e carinho consigo mesma. Então, voltamos para aquele clichê que diz que a gente só é amado por alguém quando consegue se amar. Eu penso que os clichês existem porque eles falam verdades bem fortes.

É lindo ver alguém curtindo sua sexualidade com liberdade, cuidando da sua saúde e se preservando. As pessoas que têm uma vida sexual ativa são mais dispostas, alegres, bem-humoradas, desde que elas estejam fazendo sexo por vontade, respeitando seus limites físicos e emocionais.

Prender quem não quer ficar pra não ter que lidar com a angústia da partida é a despedida do autorrespeito e do autoamor. A verdade dói, mas depois liberta, a vida é curta pra desperdiçar e o corpo é a máquina mais sensacional do universo, a morada da alma e dos desejos. Este texto pode ser um convite pra você pensar se está sendo tão legal consigo como deseja que os outros sejam.

EXISTE SEXO SEM AMOR?

Podemos começar respondendo essa pergunta com outra: existe amor sem sexo? a resposta é sim, certo? Logo, sexo também existe sem amor. Acho muito particular dizer se é bom ou ruim que façamos sexo sem esse sentimento. Depende de cada um, como tudo nessa vida.

Muita gente faz sexo por puro desejo físico, atração mesmo, coisa de pele, de conexão física. E nem sempre essas pessoas têm algum vínculo afetivo, muitas vezes nem desejam ter. É um mito dizer que sexo e amor têm que estar conectados, esse mito traz culpa e sentimentos de inadequação para aqueles que querem apenas transar e aproveitar as sensações físicas sem se vincular emocionalmente. Principalmente no caso das mulheres... Há ainda um longo caminho a ser trilhado no que diz respeito à expressão da sexualidade feminina. Tem sempre uma cobrança no sentido de que as mulheres não fazem sexo por fazer, que estão sempre à procura de uma relação afetiva ou de um compromisso sério. Gente, isso é mito, e mito não corresponde à realidade.

Homens e mulheres têm desejos e podem ter vontade de fazer sexo sem amor. Podem fazer sexo sem amor e simplesmente não ter sentimento algum de vazio. Podem, sim, separar afetividade de desejo físico e não há nada de errado nisso. Errado é nos colocarmos em situações que nos agridem só porque todo mundo faz ou porque queremos agradar alguém em detrimento de nós mesmos.

É superlegal a gente ter noção do nosso limite emocional... Ninguém tem que fazer sexo sem amor pra parecer descolado ou contemporâneo. Ninguém tem que deixar de fazer sexo sem amor por medo do que os outros pensam ou por nutrir uma culpa desnecessária.

Precisamos ser sinceros com nós mesmos e isso inclui perceber aquilo de que damos conta ou não. Muitas pessoas não devem fazer sexo sem amor, porque se sentem vazias, deprimidas ou porque constatam cada vez mais que querem conexão emocional, vínculo, compromisso.

Por outro lado, muitas outras adoram sexo casual, curtem sentir prazer com a outra pessoa, dar tchau, levar a vida sem ter que ligar, sem dar satisfação, e estão preparados para a próxima oportunidade sexual que faça valer a pena. O segredo é não se agredir, não colocar o corpo em liquidação nem ser reduzida a um pedaço de picanha do açougue humano. Mesmo se você for transar casualmente, só deixe entrar em você alguém que tenha te enxergado além da pele. Que essa pessoa tenha olhado nos teus olhos, te respeitado como a deusa que você é, mesmo que vocês nunca mais tenham contato. Não abra mão disso em hipótese alguma. Afinal, você é uma deusa. Lembra?

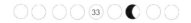

Importante também salientar que, às vezes, um encontro sexual com uma pessoa gente finíssima pode ser mais nutritivo do que uma relação de anos vazia, ofensiva, superficial e desnutrida.

Nisso tudo, o que é bonito, o que é feio? Bonito é a gente ser autêntica e respeitar o nosso jeitão. Bonito é dar vazão àquilo que nos faz bem, independentemente de ser moda ou tendência, sem pensar em fazer pose ou ser legal com os outros. Bonito é cuidar da saúde, fazer exames ginecológicos uma vez por ano e usar preservativo. Bonito é só fazer o tipo de sexo que não agride a gente e faz ficar feliz.

Feio é ser igual a todo mundo porque você não confia em si mesma (acho que isso nem é feio, é triste mesmo), feio é não respeitar o corpo e a alma, feio é ficar mal porque deixou de transar quando queria muito só por causa de mitos e preconceitos. Feio é transar quando quer mesmo é ter vínculo afetivo bem antes disso.

Ninguém pode nos liberar e permitir sermos quem somos, nenhuma pessoa do nosso convívio pode fazer isso por nós. Só nós mesmos podemos fazer isso. Quando conseguimos, que baita alívio!!!!

Pra terminar, existe sim sexo com amor, amor sem sexo, amor platônico, sexo selvagem, amor tímido, sexo despojado, amor livre, sexo delicado, dentre tantas e tantas outras formas de nos sentirmos vivas e de nos relacionarmos.

Nessa vida o que vale e faz sentido é a gente ser honesta com quem mais nos acompanha na viagem, nós mesmas.

Eu te faço canção no toque da minha mão.
Descubro uma nova nota que me provoca.
Na textura da tua pele, melodia todo dia.

ANA LUIZA COSTA
@psianaluizacosta

POR QUE SERÁ QUE EU NÃO SINTO TESÃO?

É de extrema importância descartar causas orgânicas que possam estar causando sua falta de desejo. É legal estar em dia com seus exames, esse tipo de coisa, ter uma ginecologista e um endócrino de confiança. Depois de excluir qualquer possibilidade física, então você já sabe que o que está te sabotando é o seu psicológico.

Pode ser um bando de coisa que te impede, nesse momento, de sentir tesão.

As mulheres chegam pra mim nos atendimentos reclamando de sentir baixo desejo sexual. A gente vai trocando ideia e aí fica claro que rola um desconforto com o próprio corpo. Dificuldade em se aceitar ou em conseguir ficar nua frente na frente do cara sem sentir-se envergonhada ou frustrada, ou vergonha da pepeca, do formato, das cores, do cheiro. Travas de todos os tipos. E aí é preciso abrir as malas emocionais e olhar, com atenção, o que tem lá dentro. É necessário começar um caminho pra alcançar o nível de autoconfiança que te permita deixar seu corpo funcionar, esquentar, lubrificar, diminuindo as piras.

Muitas mulheres têm pouco desejo ou não têm nenhum simplesmente por nutrirem pensamentos e concepções sobre o sexo que atrapalham muito. Em um processo de terapia, você pode descobrir quais registros foram distorcidos e descobrir que você não sente prazer porque considera o ato sexual pecaminoso, sujo ou algo do gênero. Esses paradigmas que estão travando sua capacidade de sentir prazer podem ter relação com conceitos religiosos ou educacionais, coisas da sua criação que você ouviu diretamente ou captou nas entrelinhas lá dentro da sua casa.

Adquirindo um novo olhar e mudando sua forma de pensar, você estará dando o primeiro passo para desfrutar de uma prazerosa experiência sexual.

É bom lembrar que o estresse é um grande inimigo da boa performance sexual. Se você está esgotada emocionalmente, nutrindo pensamentos de grande preocupação e focada em grandes dificuldades, possivelmente sua vida sexual está apresentando o sintoma da falta de desejo. Organizar seus pensamentos e sentimentos, pedir ajuda, contar com uma rede de apoio são formas de aliviar sua tensão. Você perceberá que, à medida que relaxar, se sentirá mais apta à entrega que o ato sexual demanda. Por vezes as mulheres acreditam que a falta de desejo é o motivo, quando, na verdade, é uma consequência de alguma outra dificuldade que estão enfrentando.

Se você vive um relacionamento de longa data, é quase inevitável não ser engolido pela rotina corrida, seja de trabalho, seja das funções de casa, dos filhos etc. A vida sexual é como uma planta que precisa ser regada, adubada, precisa de sol... No começo da relação,

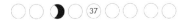

sentir desejo e estar pronta para o ato sexual é muito, muito mais fácil. Com o passar do tempo, precisamos nos esforçar para que os encontros sexuais aconteçam e sejam prazerosos. Curtir o parceiro em lugares diferentes, em um cenário que não seja o de sempre é uma boa saída. Se você não tiver essa disponibilidade, pode variar nos cômodos de sua casa mesmo. Na hora do banho, por exemplo... Fuja da velha conhecida cama, transe na mesa, no sofá, na lavanderia, de costas pra ele, com uma saia que te faça sentir sexy, improvise. Mas, antes de conseguir fazer isso, você precisa aprender que a tua lubrificação é gostosa e não nojenta. Que o teu cheiro é excitante e não fedido. Que a tua vagina é incrível, mágica, poderosa e não nojenta. Não perca a oportunidade de se sentir gostosa, sexy, fêmea, irresistível. A terapia te ajuda demais nesse sentido. Por favor, não se abandone.

O AUTOCONHECIMENTO E O PRAZER

Quantos artigos, quantas opiniões, quantos debates e conversas técnicas e informais sobre o prazer... Como obter, como prolongar, como vivenciar o prazer sexual.

Receitas de todos os tipos jorram em veículos de comunicação diversos, falam sobre música, dança, roupa e comida para sexo. Formas de vivê-lo mais intensamente, de sentir mais, de correr atrás do auge sexual. Acho superválido. Mas eu acredito que tem mais a ser feito, eu creio que é necessário aprofundar, compreender a origem das questões. Isso é uma coisa minha e só estou compartilhando com vocês, sem invalidar as outras formas, mas quero falar o que penso.

E eu penso que, se você não se conhece o suficiente, pode colocar a música mais sensual do mundo, comer todo morango e ostra do planeta, usar as lingeries mais sexys e, ainda assim, poderá sentir-se pouco conectada com seu prazer. E mais, pode ser que sinta que está representando, e representar é a estrada que leva pra longe da intensidade sexual. É o caminho contrário desse ápice tão perseguido.

Já pensou sobre como o autoconhecimento pode te proporcionar prazer? Já fez a relação entre se entender profundamente e ver estrelas no céu da vivência sexual?

Se já, que maravilha. Um tanto do caminho andado. Se não, eu vou falar pra você: uma coisa que eu preciso deixar bem clara (grifa aí, de verde-limão, por favor) é que a sexualidade não é uma esfera tão diferente das outras da nossa vida. Todas as áreas da nossa existência estão interligadas. Quanto mais eu entendo sobre mim de maneira geral, mais melhoro e otimizo minha vida como um todo.

Você sabe quais são sua comida, cor, leitura, série, tipo de relacionamento, paisagem, viagem preferidos? Então me conta, por que não deveria saber quais são as partes mais erógenas do seu corpo? Que fique claro que existem áreas que dão mais tesão de maneira geral, mas não é tudo igual pra todo mundo. O céu não é o limite, muito menos só peito, pepeca e bumbum. O mapa do teu prazer deve ser lido no seu corpo todo, onde dá arrepio, onde contrai, onde arrepia, onde lubrifica até chegar ao ápice, perseguido que só ele.

O que quero passar pra ti é uma visão simplificada da sexualidade, é mais simples do que parece e, quanto mais a gente floreia, mais complicado e inatingível parece ser. Quando estou atendendo os meus pacientes e percebo um certo desconforto ou bloqueio de falar sobre sexo, eu já vou dizendo que pra mim é igual falar do clima, do cabelo, do trabalho, exatamente igual. Quando conseguimos tornar isso real na nossa mente, a gente se libera pra pensar sobre como nós vivemos nossa sexualidade.

Então eu queria poder falar bem alto aqui pra você:

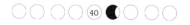

invista no teu autoconhecimento. Elabore formas de se entender e de saber tuas preferências também no mundão da sexualidade. Se for mais difícil saber do que gosta, vai lá e dá uma concentrada pra descobrir do que não gosta. Esses dias uma cliente minha estava toda trabalhada na culpa porque todos os homens adoram sexo oral, toda mulher adora receber sexo oral e ela não. Naquele pensamento: o que tem de errado comigo? E aí a gente foi conversando e derrubando essas plaquinhas que a gente fica levantando: nunca, sempre, todo mundo... Eu disse pra ela que sim, tinha um problema ali, ela arregalou um olhão (dois, né? rs) já esperando uma confirmação do tipo "sim, você devia gostar"! Mas eu disse que o problema era ela generalizar e ficar nessa de ter que ser igual e sentir igual. O único problema é achar que tem que cumprir protocolo. Fomos conversando e acabamos descobrindo que tem bastante coisa de que ela gosta e que tudo bem! O que seria do rosa se todos gostassem do amarelo?

Pra gente terminar aqui a conversa, voltando ali no título, o autoconhecimento é a estradinha de ladrilhos amarelos que te leva pro prazer. Descobre a sua forma de se autoconhecer, se libera da coisa pronta, lembra que o céu não é o limite e que você pode encontrá-lo cheio de estrelas ou até ir além. Um beijo e até a próxima.

FAÇA AMIZADE COM SEU SEXO

Você já se tocou? Conhece o seu corpo? Eu não estou falando de conhecer no sentido de saber quantas dobras tem na sua barriga ou qual marca de expressão acabou de dar o ar da graça. Porque eu tenho certeza de que isso aí você sabe, né? Que a gente tem tendência pra achar defeito, ficar numas de perfeccionismo, se criticar, achar coisa pra melhorar... Até um certo ponto, é bom, mas cuidado, pois pode virar prisão. Eu estou falando de conhecer seu corpo de uma maneira divertida e deliciosa, descer pro playground, conhecer a "Disneyland" que mora nas suas zonas erógenas.

Brincar com elas, descobri-las, acariciá-las, aprender a sentir prazer sozinha. O sexo a dois (ou a duas, o que você curtir) é maravilhoso, mas já experimentou transar sozinha? Como é que você gosta de ser tocada? Se você tem deixado essa resposta na mão de alguém, não está vivenciando o prazer tanto quanto poderia. Como pode ensinar alguém a fazer um bolo que você nunca fez? Se nunca fez, então vocês aprenderão juntos, mas você não vai poder ensinar algo que não vivenciou antes. Como você pode ensinar alguém a tocar seu corpo e dizer por onde anda o mapa do seu êxtase se você nunca fez essa busca sozinha?

Este texto está cheio de perguntas porque o que eu mais quero é que você se questione e descubra se está deixando pra lá uma das relações mais íntimas, divertidas e relaxantes que você pode ter consigo: a masturbação. Então sigo perguntando: já olhou sua vagina com um espelho? Se não, faça isso, perceba as sensações, se existe naturalidade ou constrangimento, tranquilidade ou inquietação, nojo ou aceitação, entre em contato com suas sensações em relação ao seu corpo. Você precisa conhecê-lo mais! Sua pepeca é linda, misteriosa, charmosa, poderosa! Te proporciona uma voltinha nas estrelas em cada orgasmo que você alcança, trate-a com intimidade e carinho! Eu chamo de pepeca, você pode chamar do que quiser, de vagina, perereca, órgão genital, mas eu sempre acho mais legal quando vira algo pessoal, então a minha eu chamo assim. Conheço o gosto, o cheiro, a textura, a anatomia toda e tenho certeza de que isso me faz ficar bem mais à vontade com a minha sexualidade e com o sexo em si.

Se a masturbação pra você ainda é um tabu, vai no seu ritmo, assim como quando conhecemos alguém e precisamos de tempo para saber onde estamos pisando. Vai aos poucos, se respeitando, mas tenta conhecer mais, até que um dia você saiba descer pro play sozinha na hora em que bem entender. Toque seu corpo em um banho demorado, toque suas costas, seu pescoço, suas coxas... Vá descobrindo suas zonas erógenas, até para poder sinalizar pro seu(sua) parceiro(a) o que é que te faz ver estrelas. Lembre-se de pensar sobre sexo, leia contos do teu estilo, assista filminhos que te excitem, que não sejam tão estereotipados com gritos e caras forçadas, porque sexo bom não é isso. Isso é show para vender sexo.

Sinta o calor no teu corpo, permita que esquente. É um momento só teu. Uma mulher que pratica a masturbação é uma mulher que descobriu o prazer sexual pra si, independentemente de ter ou não alguém pra brincar junto. E, se você tem alguém com quem se divertir, conhecer teu corpo te possibilita contar pro outro o que você deseja, e isso faz com que vocês se conectem muito mais. Se masturbar te fortalece na autoestima, porque faz com que você perceba que se conhece profundamente, já que o corpo tem respostas, muitas respostas sobre ti. Então foca nisso: teu prazer primeiro pra você. Não seja refém do toque de alguém pra sentir prazer, saiba atingir um orgasmo sozinha. É teu direito, tua natureza, teu corpo, tuas regras.

PARA DE DESEJAR O CARA QUE SÓ DESEJA A SI MESMO

Oi, chega aqui que nós vamos fazer de conta que eu estou assistindo um momento seu. Um momento em que você ainda não se ligou de que é o *maior vacilo desejar o cara que só deseja a si mesmo.*

Então vamos à nossa cena: você no sofá, toda tensa, esperando a criatura te ligar, aquela mesma criatura que você conheceu na balada e por quem se impressionou olhando para aquelas costas em formato de triângulo, sentindo aquele perfume que quase te fez levitar atrás dele quando foi ao banheiro. Sorriso branco, cabelo bem-cortado, parecendo que saiu de um seriado de homens gatos da Netflix.

Toda inebriada, enfeitiçada, você esqueceu que ele foi meio arrogante, um tanto blasé, e que ele arrumava, repetidamente, aquele cabelo perfeito em qualquer superfície que refletisse a sua imagem. Você pensa que ele é tão, mas tão cheiroso e tão gostoso, que o resto quase não importa. Só que depois você vai querer romance, você já se conhece! É uma armadilha, então, porque ele não tem perfil de quem se vincula, mas a lembrança do cheiro dele fazem tico e teco desmaiarem no sofá do teu cérebro.

E aí, se você tivesse bola de cristal, veria que ele estava sem programa para aquela noite, entediado, pensando em transar enquanto olha pro espelho, com aquela expressão de último brigadeiro da festa infantil, arrumando o cabelo sedoso. Mas você não tem como saber, e também já enfiou sua intuição na gaveta de meias, porque pode ser que ela trave teu ímpeto de sair caçando esse homem por aí. Por um segundo, até escuta um grito abafado vindo da gaveta onde ela está enfiada: ele só enxerga a si mesmo!

Nisso chega um whats e tcharam! Você derrete na cadeira ao ver que é Mister Eu Me Amo fazendo contato contigo. Ele não é tão gentil nem aceita muito as tuas sugestões de lugares pra se encontrarem, mas, ah, tudo bem, que cheiro o desse cara! Vocês combinam uma volta de carro pra decidirem o que fazer. Ele chega e, ao entrar no carro, você sente aquele perfume que te impede de raciocinar direito. Ele é meio besta, mas é magnético. Rola um papinho aranha, ele fala dele e não pergunta de você, seguem pro motel.

E aí, naquele quarto cheio de espelho, ele mede cada centímetro de si mesmo, claro, incluindo o tique do cabelo. Ele não parecer estar com tesão por você, ele SE paquera demais.

Pronto, parece que tico e teco acordaram da soneca e voltaram a fazer sinapses. Você começa a sentir um desconforto e a pensar que talvez devesse ter escutado a intuição que gritava, socada lá na gaveta.

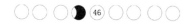

Rola o sexo e ele não se vincula contigo, não olha nos teus olhos, não te beija com desejo, não te pega com vontade. Ele se olha demais no espelho, como se alguém o estivesse pagando para estrelar um filme pornô. No meio daquele encontro desconectado, uma sinapse vira insight e você se liga de que ele está transando consigo mesmo. Que a tua presença ali é meio que nada e que você está somente assistindo a um show dele. Então você trava, não tem prazer nenhum, sente vontade de se fechar, começa a ficar encabulada e, além de nua fisicamente, sente-se pelada emocionalmente. Pelada com um desconhecido que não tem ligação nenhuma contigo. Transando com uma embalagem bonita e vazia. Um presente de mentira, um presente de grego. Só que você é adulta e espera terminar o evento exatamente como fazia ao se debruçar na carteira esperando o fim da interminável aula do ensino médio.

A gente adianta um pouco o filme e você já está de volta para o seu sofá, se sentindo um papel higiênico usado. Agora é minha vez de entrar na cena, eu chego ali e te falo: mana, para de desejar os caras que só desejam a si mesmos. Não se sabota mais, vai em busca de autoconhecimento pra diminuir a chance de você se maltratar assim. O desejo que você tem por alguém não pode te subjugar, te fazer mendigar e fantasiar a ponto de te colocar em situações de tamanha desconexão e agressão velada.

Agressão? Sim, agressão que rola quando você se machuca pra fazer a vontade de uma parte SUA que não te respeita, que não te trata com o cuidado que merece. Sim, foi você que não se amou o suficiente pra gastar um tempo dessa vida-flash com um cara que lambe a si mesmo e a ninguém mais. Foi você que enfiou sua intuição na gaveta e entorpeceu o tico e o teco por causa de um perfume gostoso. Faz isso mais não.

Entende que o homem que merece estar contigo é aquele que, na sua presença, foca, naturalmente, em você, percebe os detalhes do seu rosto, elogia seu sorriso, tira, com charme, um fiozinho de cabelo da sua boca, pergunta do teu dia, esquece qualquer espelho na sua presença, mais ainda quando você está nua e, se ele olhar pro espelho, é porque quer te ver gostosa no reflexo.

Ter menos que isso significa não ter nada. Sabe o que você aprende aqui? A se olhar com carinho e cuidado e ver como você é fantástica, especial por ser quem é. De tudo a gente tira uma lição. Também aprendemos com a dificuldade alheia, pega um resquício do comportamento do Senhor Eu Me Amo e leva pra si. Agora corre lá no quarto, tira a intuição da gaveta, pede desculpa e não larga mais dela.

Dentro de ti estão os instrumentos de que você precisa pra enxergar a verdade bem como ela é. Lembra dessa experiência e só aceita viver algo que

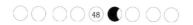

te permita ser protagonista da tua própria história. Guarda teu desejo pra quem sabe o que fazer com ele. Um beijo.

CAPÍTULO 2
Sobre amor-próprio, autoconfiança, permissão pra brilhar e encantar

Somos tantas, tão diversas e tão comuns. Somos fragilidade e fortaleza, o imperfeito e a beleza. Mulher, potência, brilho, imponência, sensação, essência, força, continência. Nunca menos que essa imensidão toda. Arruma a postura, pisa confiante e com leveza, mira na cura, transcende sua dor com uma dose dupla de autoamor.

ANA LUIZA COSTA
@psianaluizacosta

SE ENTREGUE MAIS PRA VOCÊ

Se permita navegar mais nos seus mares. Aprofunde-se nas suas questões, invista mais presença na sua varredura interna. Autoconhecimento não precisa ser sofrido, embora desconforte. Viver seus processos mais íntimos é uma forma de fazer carinho em si. Sabe essa energia que muitas vezes você coloca para, ilusoriamente, tentar desvendar os outros? Volta isso pra dentro. Se torne curiosa sobre seus próprios aspectos. Deixe que cada um seja o que dá conta de ser e se entregue mais pra você.

Decida entrar em lugares seus até então não explorados. Caminhe em si mesma com o mesmo afinco que você usa pra forçar uma mudança alheia. Em vez de se perguntar por que o outro não age de outra maneira, se pergunte por que você continua aí, teimosa, esperando que mudanças externas façam as coisas serem do jeito que você quer. Esteja atenta àquilo de que você precisa. Pare de ser tirana, mimada e de achar que você consegue mudar alguém. O máximo que você consegue fazer é inspirar os outros que já têm vontade de se transformar. Essa inspiração não vai vir dos seus inúmeros argumentos sobre como a vida deve ser. Ela virá dos seus movimentos, quem tem vontade de se transformar vai olhar pra você e começar a se questionar sobre o que você tem feito para estar leve dentro da própria pele. É igual com filho. Não pense que as crianças dão mais atenção ao que você fala do que ao seu comportamento. Não, você pode falar o que quiser para as crianças, mas o que marcará a mente delas será o que você faz.

Seja pra você aquilo que você merece ser. Simplesmente direcione esse olhar atento que está voltado pra fora pra dentro de si.

Comece a cultivar um maior estado de presença nos seus sentimentos, sensações e comportamentos. Construa novas realidades. Quando ficamos aí controlando os outros, não conseguimos nos entregar pra nós mesmas. Enquanto colocamos nossa energia em modificar o entorno, perdemos, dia após dia, a possibilidade de nos envolvermos mais conosco e, então, demoramos a começar a construção emocional que queremos que o outro faça.

Se entregue pra tudo aquilo que parece tão obscuro aí dentro. Dê um salto corajoso nessa experiência de se experimentar além da superfície. Pode ser desconfortável, mas eu te garanto que não precisa ser pesado. Basta decidir e ir de passo em passo. Não importa se você não sabe onde vai dar, porque as mudanças se dão no processo. Enquanto vivemos, vamos reformulando, sentindo mais, compreendendo nosso vasto espaço interno. Em algum momento isso vai virar um tesão. Como quando você viaja pra um lugar novo com alguns medos, algumas inseguranças, mas com a vontade de explorar esse território até então desconhecido. A única diferença é que essa viagem é interna, esse rolê é silencioso, individual e te levará a se encontrar de tal maneira que não sobrará tempo de querer consertar quem não está nem um pouco a fim de mudar.

A CULPA QUE EU SINTO POR SER UM MULHERÃO

Quero que você reflita, antes de ler, sobre o que esse título faz você sentir.

Como alguém poderia se sentir culpada por ser um mulherão cheio de luz? Vou te contar.

Vivemos em uma organização social onde tudo o que nos ensinam tem muito mais a ver com reprimir, agradar e satisfazer os outros do que a gente mesma. Porque você foi ensinada a ser fofa, gentil educada, sensata. E compreendeu que uma boa menina deve fechar as pernas, dançar de maneira pouco sensual e garantir ser olhada por todos com aprovação. É uma educação que gira muito mais em função do que pensam de nós do que em descobrir quem realmente somos ou queremos ser.

E algumas pessoas são extremamente magnéticas, cheias de vida, bonitas, alegres, competentes. E essas características todas, por vezes, incomodam os demais. Justo? Claro que não. Real? Super. E se você é uma dessas mulheres carismáticas, que se destacam sem muito esforço, entende do que estou falando. E eu não estou me referindo somente à embalagem, mas também ao conteúdo.

Então você cresce aprendendo a "economizar" seu talento e seu borogodó pra não "ofender" os outros, para que as pessoas não se sintam diminuídas. Não é bem doido isso? Você aprende que brilhar, deixar transparecer seu carisma natural, chamar atenção e se destacar é algo que faz mal para as relações. Então tenta se diminuir, se esconder e começa a perder sua espontaneidade, deixando de viver sua originalidade.

Tudo isso em nome de não suscitar conflitos internos nos outros. Mas espera aí: quem tem conflito é que precisa lidar com ele. Você não é responsável pelo que o outro sofre simplesmente porque você encarnou. Eu já conheci muitas mulheres encolhidas e também já fui uma delas. É aquela história de praticamente pedir desculpa por ter nascido.

Então quero te dizer que abra bem seus olhos físicos e seu terceiro olho intuitivo, preste atenção nas permissões que você não se dá, porque seus relacionamentos serão só um desdobramento do quanto você se permite ou não pulsar.

Desperte e não deixe que ninguém faça você acreditar que precisa se encolher para que os demais não se sintam apagadinhos. Cada um que vá atrás de descobrir como acender seu próprio lampião interno.

Eu tive uma cliente em consultório que viveu esse dilema. Menina muito linda. Gata mesmo, naturalmente, sem forçar. Magnética, doce, alto astral, colorida. E ela me inspirou a escrever este texto porque me disse que, ao entender que não precisava sentir culpa por ser quem é, virou canarinho livre batendo as asas para além da gaiola na qual ela mesma se colocava. Ela sentia culpa por se destacar e achava que precisava se diminuir para evitar a inveja alheia, os comentários maldosos, o ranço de quem adora depositar nos outros a responsabilidade por suas próprias disfunções e sentimentos de inferioridade.

Viveu por anos acorrentada, subaproveitada para manter relacionamentos de puro engano. Sim, relações calcadas na ilusão, porque se você não pode ser quem é, não existe possibilidade de essa relação estar saudável. Se você também passa por isso, repense. Faça uma faxina nas suas relações e lide com a culpa que você sente por ser potente, talentosa, mulherão. É muito desperdício ficar andando na periferia da sua própria vida porque teme ir até o centro e, por conta do seu potencial, desconfortar as pessoas.

Se você é luz, lide com isso. Entenda o prazer de viver expressando seus talentos, não pra alguém ver e aplaudir, mas simplesmente porque essa é sua essência. Mas aí, quando você pensa em desfilar plena pela vida, vem a culpa, ô bichinho carpinteiro esse sentimento, né? Fica cutucando, dando coceira na gente. Aí você quer que gostem de você, quer ser querida ou pelo menos não quer que as pessoas pensem nada a seu respeito, quer ficar invisível. Deixa de se arrumar, de mandar superbem naquela função que é seu grande destaque, começa a se isolar porque não consegue lidar com a culpa por ser quem é. Que maluquice, que sociedade mais doida. Não entra nessa onda não. Para de querer ser querida, aceita, estimada por pessoas com coração meia-boca, que só aceitam ter por perto quem é meio apagadinho. Se questione, pense no porquê de você querer fazer parte disso. Se você é águia, não desperdice seu talento vivendo como galinha. Bate as asas por aí. Abre espaço na sua vida pra conexões saudáveis que vibrem por você, que te elogiem, que saibam que você é um mulherão. Na maioria das vezes, esse nem é o tema da relação, porque o outro simplesmente te ama e te quer por perto e você ser quem é faz parte disso.

Repito: não se economize, seja espontânea e brilhe, porque vampiro não curte sol, deixe que saiam correndo para se esconderem na caverna emocional invejosa. Quem se sente ameaçado por quem você é em essência não serve pra fazer a vida do seu lado. Estamos aqui, nessa aventura linda e louca, pra evoluir e desenvolver, não pra encolher e murchar.

Se você se identificou com essas palavrinhas sinceras, comece sua mudança ontem. Em vez de apagar sua luz pra se encaixar, vai brilhar mais pra lá. Beijo, meu bem.

O MELHOR NAMORO DESSA VIDA

Todo mundo quer um namorado, né? Ou namorada, claro. Todos se preocupam em serem amados por alguém. Querem se sentir acompanhados, fazer planos e trocar juras de amor.

Quando acontece o encontro tão esperado, é como se tudo na vida estivesse resolvido, dá pra acordar feliz porque enfim você consegue dizer pra si mesma (e pros outros): eu tenho alguém pra chamar de meu! O tempo passa e, às vezes, nem está tão legal, você nem admira tanto aquela pessoa que chama de sua – sendo que ninguém é de ninguém, já que podemos ter objetos, mas não pessoas.

Na verdade, no desespero, você questiona um pouco os valores, o modo de vida dela e até a forma com a qual ela te trata. Mas aí racionaliza, espanta esses pensamentos, porque né... Pelo menos você tem um(a) namorado(a). E está tão difícil achar quem queira compromisso e blá, blá, blá. E passa mais tempo... Aquele motivo (ter alguém) que te fazia acordar e dormir feliz já não faz mais tanto efeito. Você "tem" esse alguém, mas se sente sozinha, desacompanhada emocionalmente. Sente que aquela pessoa não faz parceria, não te trata como você merece, não investe na relação e está cada vez mais difícil esconder de si mesma essa verdade. A tua intuição está berrando pra ti, não está valendo a pena. Mas é tão trabalhoso e angustiante lidar com isso, imagina ficar sozinha de novo... Não ter um corpo do lado pra chamar de seu – nessa altura, só o corpo mesmo, porque a alma e o coração do ser humano que você insiste em chamar de seu já saiu por aí faz tempo –, imagina, ter que contar pra todo mundo que está solteira de novo até achar outro, começar a sair novamente etc. Então você joga sua intuição lá na gaveta de meias, fecha bem e segue a vidinha morna. E passa mais tempo e rola o casamento. E casa porque já está na hora, porque todo mundo casou, porque é legal o status de casada, porque ninguém mais hoje em dia quer casar, porque quer filhos, porque quer sair da casa dos pais, porque blá, blá, blá de novo. Você nem passa perto daquela gaveta onde enfiou a sua intuição, pois vai que ela salta de lá e te dá um chá de realidade.

E aí, já foi meio caminho andado, você decidiu fatos importantes da sua vida se baseando em como a sociedade age, em como quase todos fazem, sem se permitir questionar. E, de duas, uma: ou você se separa daqui a pouco ou vive assim até ficar velhinha.

E por que eu estou dizendo isso tudo? A escolha foi distorcida, você driblou sua sensação e intuição, ludibriou a si mesma e não viveu o namoro essencial, fundamental e mais especial dessa vida: o namoro consigo mesma. Não se paquerou o suficiente pra se apaixonar por si mesma. Não se conheceu tanto quanto precisa-

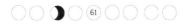

va pra se proteger e se acarinhar. Não se acompanhou nem se percebeu o necessário pra saber que você vale muito, e que ninguém que te trate como segunda opção ou de maneira rude merece dividir a vida contigo.

Não nos ensinam a ter um relacionamento com nós mesmas. Nos ensinam a valorizar o outro, a fazer gentilezas, a sermos obedientes, coerentes, adequadas. O ensinamento é priorizar as relações com os demais. Não nos ensinam que o maior romance da vida é o individual. Não nos ensinam porque também não tiveram a oportunidade de aprender.

Enquanto não aprendermos a gostar de nós, ficaremos reféns de relações disfuncionais, escolhas pouco saudáveis, prioridades distorcidas, prezando o outro em detrimento de nós. A boa notícia é que nunca é tarde pra começar. Enquanto você estiver viva, dá tempo! Faça uma busca por si mesma. Procure-se com vontade e atenção. Trate do seu emocional com a mesma seriedade e disciplina com a qual você cuida do seu corpo, da sua casa, das suas relações. Amar a si é um treino possível e extremamente gratificante que te permite optar por conexões que valem a pena, que fazem carinho na sua alma, que te fazem sentir nutrida, repleta de amor. Comece hoje. Procure psicoterapia, dança, meditação, esporte, grupos de apoio ou qualquer outro instrumento que proporcione maior nível de autoconhecimento e intimidade consigo.

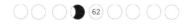

Eu, desde pequena, me interesso por fazer as coisas de um jeito diferente, por ajudar a libertar a mim e aos outros de um padrão engessado que só existe porque alguém disse que tinha que ser assim. Então eu vim falar do melhor e maior que se pode descobrir e nutrir nessa vida: o autoamor. É esse sentimento aí que vai te permitir ressoar com alguém que vai achar irresistível te amar quando sentir o cheiro da tua alma.

A ESCRITA QUE FEZ EU ME ENTENDER DE VEZ

Escrever, pra mim, sempre foi uma grande paixão, mas demorou pra eu me entender de vez nisso, pra eu me soltar, dançar de olho fechado, nem aí pra ninguém, na coisa da escrita.

Eu escrevi um livrinho em folha sulfite quando tinha sete anos. Era sobre a história de um circo que deixou a cidade depois de meses alegrando a todos. Indo embora, levou junto a alegria, a maneira com a qual aquele povo se desconectava dos problemas, das pressões, entrando numa vivência paralela, cheia de cor, movimento e amor.

Depois desse livrinho despretensioso, algo acordou em mim. Passei a ter diários intermináveis com muita imagem, mas com mais escrita ainda. Canetinhas coloridas, corações, prazeres e desilusões. Através do movimento apertado dos meus dedos contra os lápis, eu vomitava minhas angústias, meus medos e minhas inseguranças. Em momentos felizes eu coloria, com leveza, aquelas folhas todas, contando para elas minhas façanhas divertidas, joviais, doces.

Fui crescendo e os diários pequenos, cor-de-rosa, não davam mais suporte! Eu precisava de cadernos grandes com milhares de folhas. Não tinha computador nessa época. Tá, até tinha, mas era artigo raro e a coisa toda rolava no lápis mesmo. Eu tinha um calo companheiro no meu dedo médio e ele até deu uma entortadinha, então era torto, calejado, criativo e feliz. É torto até hoje, risos.

A escrita me significava enquanto ser humano. Me organizava, me colocava no prumo, até hoje é assim. Cresci mais, me tornei psicóloga, sexóloga, casei, tive filhos. Me separei, vivi novas experiências, meu trabalho cresceu muito. Conheci pessoas e comecei a escrever pra mais gente ler. Fui meio tímida, economizando no sentimento, tive medo de chocar, tive receio de ser intensa demais, questionei o que eu tinha pra escrever, eu não sabia se alguém iria querer ler. Um punhado a mais de terapia e eu toquei o f*****, haha! Que libertação! Comecei a me soltar na minha escrita de novo, só que aí pra galera toda ler e julgar, se quisesse. E fiquei bem com isso. Lembrei pra mim mesma que eu faço com amor e que algo feito com tanto amor (não é só amor, é, tipo, um caminhão de amor) vai acessar gente que entenda aquilo que eu estou dizendo, vai tocar a galera.

Através da minha escrita, eu me desenvolvo e tenho tido um retorno legal nessa história toda de escrever pra estimular e fortalecer mulheres. Eu sinto a energia aqui, eu recebo o carinho e as pessoas me dizem que percebem meu coração inteiro bem no meio dos meus textos.

Tudo o que eu escrevo tem relação com aquilo que eu vivi. Quando eu digo pra você, que está lendo, pra se amar mais, se soltar, tocar o seu f*****, eu já disse e continuo dizendo pra mim mesma! Eu ainda oscilo entre me achar fantástica e me achar mais ou menos. Mas eu faço todo um trabalho na minha vida pra me lembrar de que eu só tenho a mim mesma no negócio de me amar. Isso é, antes de tudo, uma responsabilidade minha! E que no mundo todo, como eu, só há eu, o meu jeito, a minha maneira... E a graça toda está aí. Mesma coisa pra ti.

Estou te contando isso pra te estimular a sair um pouco dessa cadeira do perfeccionismo, dá uma chegadinha no banco do carinho por si mesma. Depois volta pra exigência porque eu sei que é assim mesmo, não vamos ser utópicas. MAS NÃO FICA SÓ AÍ, EXPERIMENTA. Ensaia se aceitar, se sentir bem, ser mais amorosa consigo, dar passagem pros seus talentos e focar em você.

Quando comecei a escrever pra galera ler, isso me fortaleceu. Não porque sou unanimidade, mas porque perdi o medo de expor minha vocação, meu talento, a habilidade que nasceu comigo.

Então, mina, solta. Se o teu negócio também é escrever, começa! Põe tua cara por aí, porque quem não é visto não é lembrado. Vai fazendo e lidando com o desconforto. E, mais legal do que as pessoas começa-

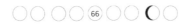

rem a gostar, é você se libertar. Sentir que você pode se bancar e que não quebra ao meio por conta disso. É praticamente uma sensação de gozo interno! Sim, nem só de vida sexual vive o gozar, sentir emoção, se entregar, viver. É um orgasmo emocional se entregar pra si mesma.

Se a tua parada é dançar, cantar, atuar, palestrar, vender, advogar, atender e seja lá mais o que for, olha aqui pra mim: eu fui! Estou lá, mas estou indo ainda, já que esse caminho de se conhecer, se aceitar e se amar não tem fim. Garanto pra você que a sensação de potência se sobrepõe à sensação de desconforto que o medo traz. Está com medo? Vai assim mesmo, tudo bem, tudo certo.

Enfim... Repito: minha escrita me fortaleceu e fez eu me entender de vez nisso. Um punhado de mulheres maravilhosas, gente como a gente, me disse que o que escrevo conquista por ser sincero, verdadeiro, cheio de amor, que ajudou no processo de fortalecimento delas também. Se eu posso, você pode, somos iguais, feitas das mesmas substâncias... Feitas de alma, de amor, de dúvida, de desejo. Então se permita destravar. Um beijo pra ti, meu e do meu dedo tortinho, com aquele calo charmoso que me mostra sempre do que sou feita e o que me faz no mundo. Um beijo e fica bem.

PRO DESEJO, MENOS CASCA, MAIS RECHEIO

Se você já me conhece um pouco, sabe que eu trabalho com mídia social. Adoro compartilhar pensamentos, momentos em família, exercícios, meus bichos, psicologia, enfim, aquilo tudo que faz sentido pra mim. E também fico bem feliz em seguir pessoas que instigam minha curiosidade e me ensinam coisas diferentes, adoro, ao cubo, aprender. Então, ao divagar e me aprofundar nas redes sociais, comecei a fazer algumas conexões aqui na minha cabeça. São tantas pessoas lindas, com corpos, rostos e looks que fazem os olhos sorrirem. Mas eu continuo a procurar, nos perfis delas, sua alma, sua identidade, seu borogodó, sua personalidade. Por muitas vezes, não encontro.

Eu fiz uma conexão entre isso e os papos que escuto no consultório, onde homens e mulheres entediados sentem sobra de casca e falta de recheio. E então amarrei essas histórias com textos que tenho lido e conversas informais que tenho tido. Tenho ouvido, repetidamente, pessoas falando do seu tédio, de uma falta de significado, de sentido mesmo.

Seres tão lindos e lindas, esteticamente batendo um bolão. Mas, por outro lado, batendo bolinha nenhuma quando se fala de entendimento sobre si mesmos. Tantas histórias de casais que já não sentem mais desejo um pelo outro, situações nas quais a atração e o tesão se perderam em meio a uma obsessão pela própria imagem, pela impressão que podem passar para as pessoas, numa ideia de "eu sou sensacional". Aí você vai conversando com elas e ouvindo que não está bacana, que existe um vazio que faz com que não saibam mais como impressionar naturalmente.

E dá pra impressionar naturalmente? Ora, claro, Cleuza. Você é única nesse mundão de meu Deus e, se conseguir colocar sua identidade naquilo que posta, produz, cozinha, exercita, expressa, ninguém mais fará exatamente como você, afinal, temos todos uma impressão digital diferente.

As pessoas dizem que estão sem desejo, mas como desejar produções em série, como sentir tesão por construções sem originalidade, que não mexem com a nossa fantasia? O tesão é psicológico, ele se cria na mente, na brincadeira imaginária. O tesão passa pela admiração, e a admiração pode ter tantas facetas... Por que ele só estaria relacionado à casca, ao número de gomos abdominais, à vitalidade do cabelo ou à circunferência de cintura e glúteo?

Que sensacional ter um corpo bacana, comer bem, fazer escolhas saudáveis, se exercitar... Mas que duplamente fantástico viver tudo isso e adquirir conteúdo, entender sobre si mesmo, trabalhar o autocontrole, ser mais leve, se dar permissão, ter mais assunto, ampliar sem parar o nosso olhar, evoluir.

As pessoas acham que estão sem tesão na cama, mas elas estão sem tesão na vida, estão saturadas de um modelo que seguem porque todo mundo faz assim e, quando não questionam, vão seguindo, repetindo, murchando e se entediando por dentro. Aqui me vem uma imagem bem clara. Sabe quando você está em uma via supercongestionada e fica ali no carro pensando "socorro, o que toda essa gente faz aqui, por que todos resolveram estar aqui no mesmo dia e horário?", e então começa aquela angústia, vontade de sair correndo, pensamento tipo "o que estou fazendo nessa via?" e assim por diante. Num segundo inusitado, uma lâmpada se acende na sua cabeça. Você olha para uma ruela, consegue guiar o carro até ela e ali o trânsito está bem mais livre, até tem muitos carros, mas flui. Começa a te dar aquele alívio refrescante, um amor pela ideia de ter saído do grande fluxo e ter feito diferente, pois no lugar original tem sempre mais espaço e paz. Eu achei essa analogia perfeita para falar do que estamos tratando.

A vida é muito rica, dinâmica, profunda e provocativa pra que a gente fique no lugar comum, sem tesão, sem admiração, sem combustível pra viver, amar, criar. Muito amor pelos atalhos e o desejo de que a gente os encontre cada dia mais.

Autoestima não se cria com likes, abdômen tanquinho, botox, roupa nova. Isso aí é detalhe. Você gosta mesmo de si quando para de querer ser aceita por todos. Quando curte seu jeitão e entende que viver sua individualidade não é egoísmo, quando compreende que já é inteira e quer estar com alguém pra transbordar. Autoestima se expressa no *não* que você diz sem culpa e no *sim* que diz sem se agredir. Construir autoestima é um processo íntimo e intransferível. É na sua batalha interna, no processo de mudança e reconhecimento que você resolveu encarar. Autoestima é igual conhecimento, uma vez adquirido, ninguém tira de ti.

ANA LUIZA COSTA
@psianaluizacosta

O DIA EM QUE ME REVOLTEI CONTRA MEUS CÍLIOS POSTIÇOS

Eu vim contar uma história pra você. Bom, a gente está vivendo a era do perfeccionismo exacerbado, do culto à imagem, enorme exposição, todos tentando se mostrar saudáveis, felizes, batendo um bolão, tipo: meu sobrenome é Realização, risos.

E, olha só, eu sou psicóloga, profunda, toda trabalhada na terapia, e vivo suando pra me curtir, mais e mais, como sou. Já melhorei muito, realmente gosto muito de mim, aprendi a me curtir após descascar muitas camadas minhas. Embora eu não esteja pronta, porque esse caminho não tem fim, posso dizer que hoje moro bem mais feliz em mim.

Essa minha história é antiga, eu sempre fui mais naturalzona mesmo, gosto do cabelo bagunçado e da sensualidade sem intenção. Me sinto sexy quando me despojo. Um cropped, um short rasgado, pé no chão.

Mas achei que podia dar uma encrementada na minha vibe roots. Esse rolê aconteceu há uns quatro anos atrás. Eu já estava trabalhando no Instagram, exposta em vídeos, lives, falando de trabalho, mas com a minha carinha ali sorrindo pra galera.

Eis que um belo dia me falaram sobre alongamento de cílios. De duas, uma: ou você já alonga, ou já alongou (ou no mínimo sabe sobre o que estou falando).

Pois lá fui eu. Demorou pacas. Uma hora e meia. E não foi barato. Eu fui num estúdio bem legal, amei o trabalho, coisa de primeira. Saí de lá linda, cilhuda, cara de novela, rs. Mas, pensando nisso agora, já saí tensa, porque a moça me deu recomendações. Eu ainda sou bem disciplinada e comprometida com minhas metas, mas anos atrás eu era mais ainda.

Disse ela: não pode lavar por dois dias, não pode roçar na roupa, tem que cuidar ao dormir, não pode coçar os olhos, sabonete só o tal, senão estraga, não dura. Fui toda durinha e cumpri à risca cada recomendação. Cheguei em casa e meus filhos vieram se pendurar em mim. Eu continuei durinha e disse: "Cuidado!! Não encostem nos meus cílios novos!". Eu estava linda e preocupada.

Assim seguiu o baile e comecei a achar legal, já acordava e pá – diva. Bem bonito mesmo. Continuei cuidando, secando com secador depois do banho, não encostando, dormindo vigilante pra não estragar. Tentando me convencer... É tão bonito, a gente acostuma, né? É, acostuma a ficar rígida, ganha uma dor no pescoço por dormir atenta, mas os cílios... Perfeitos!

Fiquei quatro meses nessa, todo mundo elogiando, eu ali cilhuda, montada. Na época eu era casada e eis que um belo dia meu ex-marido veio me fazer cócegas na cama, brincar comigo, interagir, se aconchegar em mim e, de repente, foi como se eu tivesse saído do meu corpo e assistido a uma cena do meu filme da vida real. O que eu assisti, achei meio deprimente (ok, sou intensa e profunda, então talvez fosse só uma cena tosca mesmo, retrato de um disperdício de vida afetiva em troca de uma imagem irretocável, esteticamente falando)... Eu me vi pondo os braços pra afastá-lo enquanto dizia: cuidado com meus cílios. Naquele momento eu acordei de um sono profundo e pensei: Ana Luiza, o que é que você está fazendo? Essa cena não te traduz, você é gente, é real, desencanada na maioria das vezes. E você fala disso, divulga a liberdade e a leveza, ajuda as pessoas a se soltarem, a romperem padrões. Percebi isso tudo, na minha cabeça, em uma fração de segundo. Olhei pra ele e disse "desculpa, fui ridícula", me agarrei nele e só não esfreguei os cílios no pijama dele (para que me abandonassem de vez) porque lembrei que foi caro. Mas comecei a ficar profundamente irritada com aqueles cílios alongados e com as atitudes que eu estava tendo para preservá-los. Que fique bem claro: não foi culpa dos cílios, a responsabilidade por agir assim foi minha. Eu sou uma mulher que não pode ter essas coisas artificiais na composição, a não ser o silicone, que eu amo, porque parece que nasceu pra mim, é ótimo, está por dentro da pele, portanto não esbarra em nada. Aqui fica claro que este texto não é sobre não se melhorar e não mudar aquilo de que você não gosta em si, mas sim sobre como você pode se aprisionar em escolhas que são totalmente estéticas e não combinam contigo. Os cílios, pra mim, não rolaram, fiquei tensa demais. Porque me senti refém, me senti atuando, toda dura e linda. Fico pensando no verão, eu na praia, eu, que amo banho de mar, cabelo ao vento com cheiro de sal... Acho sensual, natural, acho lindo, brejeiro. Pensa em mim, lá, toda paradinha pra não estragar os cílios.

Então, empresas de alongamento de cílios e profissionais que alongam cílios, nada contra o produto de vocês. Eu estou apenas contando minha história. E estou querendo inspirar você, querida, que está lendo este texto. Se somos parecidas e tu também está se limitando por causa de qualquer estereótipo, busca de qualquer tipo de perfeição, excesso de vaidade, se questione. Pode ser que pra outra mana seja massa, mas talvez pra você seja escravizante demais. E se você está lendo isso aqui e me achando mega estranha porque não se identifica e está tranquila, linda, diva e cilhuda, tudo bem! Continue assim e seja feliz! Repetindo, só estou contando a minha história.

Talvez no seu caso não seja a história com cílios, mas com qualquer outro subterfúgio que te deixe mais linda e mais tensa. Quanto a mim, pra finalizar a história dos cílios, fiquei um tempão parcialmente "encilhada artificialmente", porque vários caíram, eu parei de cuidar, não sequei mais com secador (pense, eu que nem seco os cabelos, secando os cílios todos dos dias com secador... Imagine, agora, se a gente estivesse no WhatsApp, aqueles olhinhos virados... Que saco!), não sirvo pra isso.

Voltei a lavar meu rosto com o sabonete que usava normalmente e a pintar os olhos e limpá-los com demaquilante oleoso. Que saudade do bom e velho rímel. Passei a dormir sem pensar nos cílios e voltei a abraçar meus bacuris sem pestanejar meus cílios postiços. Risos... Fiquei um tempo apreensiva, querendo que caíssem todos logo e que me devolvessem minha cara real, de cílios que foram feitos pelo papai do céu. Sabe por quê? No fim, eles ficaram ralinhos e mais curtinhos. Mas tudo bem, em algum momento voltaram a ser livres, sem nenhum peso estranho em suas costas, e logo voltaram a ser quem eram, orgânicos, médios, reais.

Olha, pra mim foi uma lição e tanto. Quando desisti de manter-me cilhuda, senti uma leveza tão grande quanto quando decidi que salto alto não era pra mim, já que sou louca por tênis e botas e me sinto fantasiada de scarpin. Que alegria ser quem sou!

Resumindo, meu recado é o seguinte: fica atenta, acordada, esperta. O termômetro é a perda da essência de sua alegria, leveza e mobilidade. Se está meio engessada na vida por algum tipo de culto à vaidade, questione. Qualquer tipo mesmo. A vida é curta, os amores verdadeiros são dádivas e alguns prazeres

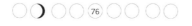

descabelam, desmontam, mostram nossa humanidade. Na real, acho que os melhores prazeres fazem isso mesmo e essa é a graça. Então não perca a graça pra ficar montada.

E se os cílios artificiais não te fazem sentir assim, se nada que não é orgânico te faz sentir assim, enjoy. Eu não estou querendo que a minha história seja verdade absoluta, só senti mais que vontade, necessidade de falar sobre ela. Quis compartilhar pra plantar sementinhas de autenticidade e originalidade nos campos férteis da escrita autobiográfica.

APRENDENDO A BATER UM BOLÃO PARA MIM MESMA

Muito se fala em como conquistar, impressionar, seduzir o outro. Mil dicas e passos sobre como ser mais sensual, mais bonita, mais sensacional pra conquistar, agarrar, impressionar uma outra pessoa que não seja você.

Ok, não vou ser radical (embora eu sinta vontade, mas estou sempre tentando evoluir) e dizer que isso não é legal, não faz sentido algum e blá. Talvez até faça, cada um escolhe suas prioridades e decide como quer viver. Embora eu respeite, algo grita dentro de mim. Cada ponta dos meus dedos grita aqui e pede pra eu digitar e passar o meu recado.

Então eu estou escrevendo de novo pra gente trocar outra dessas ideias gostosas, pra ter mais consciência, pra gerar mais dúvida, questionar, repensar, desenvolver, desconfortar pra crescer. Eu me pergunto por que as atenções não estão mais voltadas para dicas e passos para que você possa ser mais sensacional, mais amorosa, mais interessante e, então, bater um bolão pra si mesma.

Minha vontade, nessa vida, como psicóloga, como mãe e como pessoa em todas as outras esferas pelas quais transito é de andar no caminho do entendimento de que o mais importante a ser feito nessa existência é por nós mesmas. Porque se não formos boas pra nós, não poderemos transbordar amor por aí.

Nessa história toda que envolve o viver, nós precisamos ser o melhor que podemos, da forma como desejamos, pra que sintamos que valeu a pena. Pra que eu perceba que fez sentido, que encheu a alma, que acalmou o coração, que aquietou a mente.

Não devemos nos vestir, perfumar, expor, preparar, desenvolver, conviver ou seja lá o que for para impressionar alguém, para conseguir pontos que nos elevem no ranking de mais aceitas, mais assistidas, mais lidas, mais reconhecidas e sabe-se lá o quê. Não podemos esperar, nem desejar, nem acreditar que só seremos potentes e importantes quando alguém de fora decidir isso por nós, a validação precisa ser construída dentro de nós, por favor, grifa isso com marca-texto verde-limão.

Essa vida é curta, depois dos quinze, então... Voa apressada, desembestada, e cada dia que anoitece é uma oportunidade a menos de nos conectar com nossa essência, vocação, pedido da alma. Então eu te pergunto: você quer ganhar ponto com alguém, quer bater um bolão pro outro assistir? Se você respondeu que sim, tudo bem. O mais importante pra começar o processo de mudança é identificar o que mudar. Por amor a ti, eu te digo: o único reconhecimento que pode realmente significar tua existência é o teu próprio.

Corre atrás dessa mudança, então! Vale terapia, espiritualidade, meditação, qualquer instrumento que te leve a se conectar consigo mesma e te faça perceber o que realmente é importante pra ti. Claro que é bacana ser reconhecida pelo outro, não estou dizendo que não é legal, que não faz um cafuné na autoestima, faz sim. Mas isso precisa ser detalhe. Sabe quando você se arruma bem linda e vai numa festa? Coloca um vestido massa e um casaquinho. Dá pra ir sem o casaquinho, né? Mas não dá pra ir de casaquinho sem o vestido. Sacou a ideia? O casaquinho é o reconhecimento do outro, importante, mas não fundamental. Fundamental é o vestido, senão você vai pelada. E é mais ou menos como você fica quando se abandona, se desconecta da vontade e da verdade da sua alma pra ficar ligada na expectativa do outro, fica aí sem eira nem beira mesmo, nua, despida de si.

E mais... Você se torna naturalmente mais apaixonante e admirável quando as pessoas percebem, sutilmente e, por vezes, até inconscientemente, como você mora feliz dentro de si. Esse é o maior borogodó que existe. Estou pra ver algo mais atraente em alguém do que a sensação que passa de que está bem confortável em sua própria pele. Ai, que alívio, dedinhos pararam de gritar, recado dado.

Se você puder, feche os olhos assim que acabar de ler e só sinta, desconecte um pouquinho do pensar, respire e veja se você está mais ocupada em bater um bolão pra dentro ou pra fora. Deixa isso acomodar den-

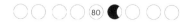

tro de ti e então lida com essa demanda interna. Você é potente, esqueceu? Se dá um abraço e promete cuidar bem de quem merece: você. Porque aí sim, felizona, vai jorrar amor no mundo. Beijo cheio de carinho, meu e dos meus dedinhos calmos pós missão cumprida.

Eu queria te contar que ser gostosa não tem a ver com o tamanho da sua cintura, com ausência de celulite ou barriga tanquinho. Isso aí tem mais a ver com padrão estético. Não tem a ver com salto, roupa justa. Se você quer se sentir gostosa, aprenda a soltar o quadril, dê tchau ao biquinho performático e solte um sorrisão. Você é linda quando se permite expressar o seu prazer, quando mexe seu corpo com naturalidade. Uma camiseta branca, um coque desajeitado e, ainda assim: encantadora. Porque quando você cultiva leveza e simplicidade, fica extremamente interessante. Você fica irresistível vestindo, confortavelmente, a sua própria pele.

ANA LUIZA COSTA
@psianaluizacosta

VOCÊ FICA IRRESISTÍVEL QUANDO SE VESTE DE SI

Sabe quando você abre uma revista e vê uma mulher maravilhosa, toda simétrica, sorriso estonteante, corpo e rosto numa harmonia marciana, cabelo brilhoso, roupa diva? Você olha, de boca aberta, achando que ela tem a vida perfeita, trabalho sensacional, relacionamentos fantásticos e uma conta bancária bem gorda. Isso aí é construção da sua mente, fantasia em relação a alguém de quem você não tem a mínima informação. Pare de acreditar em personagens, embalagens bonitas vendendo o irreal. Ninguém na intimidade é assim, ninguém acorda "capa de revista" ou fica jogada no sofá no domingo nessa coisa montada, nem mesmo a moça do comercial. Procure histórias consistentes e realistas nas quais você possa se basear se assim desejar. Mulheres fortalecidas se constituem por características que vão muito além de uma imagem estética irretocável. Afinal, bem de perto, todo mundo tem remela.

Se você quer se sentir deliciosa, quente e confiante, precisa parar de se comparar e prestar atenção no espetáculo que é você.

Comece a se dar mais atenção e, se você ainda não começou um processo de autoconhecimento, por favor, comece. Não precisamos ter pressa, mas não é por isso que vamos ficar estacionadas, certo? A primeira e insubstituível característica da mulher potente é conhecer seu mundo interno. Até porque todo o resto depende deste ponto aqui. A mulher que sabe de si, que conhece seus limites, seus desejos, suas lacunas, qualidades e defeitos, desfila por aí cheia de coragem e confiança, porque sabe que se compreende o suficiente pra saber onde deve investir e de onde deve sair correndo. Mulher que se percebe profundamente não é uma presa fácil, é atenta, rápida, sabe se cuidar. Não é a mulher maravilha, não quer dizer que não vá errar, vai sim, mas até pra vacilar estará mais esperta, desperta e amadurecida.

Uma mulher que aproveita seu potencial se conhece o suficiente pra tomar decisões que a protejam de seus próprios mecanismos sabotadores. Claro que não é filme de ficção, é vida de gente como a gente (adoro essa expressão, por isso repito tanto). Mas essa mulher, quando tropeça, não fica se julgando nem ativa o chicote emocional, ela dá uma revirada de olhos, ajeita o cabelo e segue. Corre atrás do prejuízo, não fica numa de se odiar, porque já tem noção de suas dificuldades e é realista em relação a si mesma. Ela sabe que o erro é intrínseco à vida. Se errou é porque está viva, e estar viva é tão legal! Tão imperfeito e delicioso o processo de inspirar, expirar e se experimentar.

Quando você já é a rainha do seu reino interno, faz suas escolhas baseadas naquilo que você significa no mundo, respeitando sua essência e sabendo que o melhor pra si nem sempre agrada a torcida toda. Está cheio de palpiteiro por aí, né? Mas pergunta se alguém quer pagar um boleto teu, risos. Claro que não, a galera curte mesmo é julgar, pelo simples fato de acreditar que só o jeito como ela vive é o certo. Se for diferente disso, lá vem a faixa escrito "condenada".

Ai, que preguiça. Se você já tem noção do seu potencial, você vai aceitar que não dá pra agradar geral e que dizer não para outros muitas vezes significa dizer sim pra você. Essa mulher potente continua seus projetos, linda e leve, sabendo que gastar sua beleza com quem não calça os seus sapatos só traz rugas. Então decide usar sua energia naquilo que faz carinho na alma.

Quando você já se conhece, assume suas formas de expressão no mundo. Usa o que está a fim de usar. Uma mulher potente descobre seu estilo baseado naquilo de que gosta, com as roupas com que se sente bem, independentemente do que a mídia está vendendo. Se ela gosta de coturno, vai usá-lo porque acha a sua cara e não vai se preocupar se está in ou out do momento fashion do mundo. Ela vai colocar seu par de botinas e vai andar segura, com passos firmes e espinha ereta. Porque, meu bem, ela sabe que tem borogodó e sabe do charme que expressa quando passeia por aí com seus coturnos démodés aos olhos de quem reproduz, sem questionar, o estilo repetido em massa. Além de ser autêntica, ainda acaba ditando tendência. Porque gente segura e confiante é magnética, dá uma vontade enorme de admirar – e o mais legal, naturalmente.

Mesmo com seus perrengues, essa mulher já entendeu que vulnerabilidade e força andam juntas, então segue escolhendo na vida ao invés de ser simplesmente escolhida. Sabe que, pra estar com alguém, tem que valer muito a pena. Ela pratica a lei do "ou soma ou some". Claro, ela é gente como a gente, então às vezes fica chorosa, carente, com vontade de esquentar os pés na canela alheia. Mas aí ela vai pra terapia, dá uma choradinha e lembra que prefere pés gelados a romances malfadados. E enquanto vive "sozinha", entende que está bem-acompanhada demais, que morar em si é quentinho, acolhedor. Mulher fortalecida não dá pérola aos porcos nem se alimenta de migalhas. Essa mulher pega suas próprias pérolas e as transforma num lindo colar, se olha no espelho, se enche de beijos e sai pra dançar.

Mulher potente vai evoluindo, sem se chicotear vai aprendendo a não fazer dieta de afeto, nunca aceita jantar onde servem farelinho relacional. Afetivamente se alimenta de banquetes, refeições emocionais fartas, bem-servidas. Se não for assim, prefere fazer jejum.

Nossa, que delícia escrever este texto, só de pensar aqui já me estiquei toda na cadeira, arrumei minha postura e cochichei pra mim e pra você: vale a pena ser do seu próprio time. Vale muito a pena lapidar seu carvão interno até que se transforme em diamante. É nesse momento que você aprende sobre o poder que vive em ti.

De vez em quando, abandone a maquiagem, faça um coque do jeito que der, vista algo confortável, solto, de algodão. Deixe que a unha fique por fazer, deixe que as cobranças gritem sozinhas sem que você lhes dê tanto ouvido. Experimente se despojar, descobrir o valor de outras formas de se expressar. Naturais, bagunçadas, livres. Perceba como você continua linda quando assume suas marcas, quando deixa pra lá o jeito como "tem que ser" e assume um olhar confiante em se gostar muito além do que acham que convém.

ANA LUIZA COSTA
@psianaluizacosta

SOBRE SE AMAR NA PRÁTICA

Fala-se tanto em amor-próprio, deseja-se tanto realmente conseguir senti-lo. Eu acho um assunto megainteressante mesmo. Acho, sim, primordial que a gente sinta autoamor antes de se aventurar a amar pra fora. Mas também sei que a gente não é ensinada a se amar. Tem um distorção grande em relação a isso.

Desde quando somos meninas de tudo, nos ensinam a sermos educadas, a priorizar os outros, a fazer gentilezas, a assumir nossos erros e responsabilidades, a perceber nossos defeitos e ponto. Ah, nos ensinam modéstia, mas na verdade confundem as coisas e nos ensinam a nos diminuir para parecermos humildes e adequadas. Tá bom que ninguém faz de propósito, porque também não aprenderam, mas é fato que fazem. A mensagem é: assuma seus defeitos, negue suas qualidades.

Por quê? Porque quem nos educa teme que a gente fique "se achando". Porque disseram que é feio ficar se envaidecendo, promovendo, engrandecendo. Ok, ok. Mas esqueceram de completar o ensinamento. Esqueceram de nos dizer que a diferença entre o remédio e o veneno é a dose.

Realmente não é legal ficar dando uma de megalomaníaca delirante, se sobrepondo aos outros ou desfazendo dos demais para se destacar, até porque a arrogância é a roupa da baixa autoestima. Não nos contaram que isso não tem relação com amor-próprio, nossos pais e mães também não sabiam, vieram de criações ainda mais rígidas, menos instrumentalizadas quando o assunto é emoção. Autoamor é a dose do remédio pra viver de boa, sem precisar de plateia, sem precisar diminuir ninguém, apenas viver a vida com mais sentido e paz na alma.

Amar a si mesma é proteger-se de situações de risco físico e psicológico. Amar a si mesma é não receber migalhas por saber que merece o pão inteiro, recheado, elaborado. É saber receber um elogio e sentir uma conformidade na alma quando ouve, porque aquilo realmente é seu, um talento, uma qualidade sua. É saber falar de seus pontos fortes assim como sabe falar dos fracos.

Praticar o autoamor é um exercício pra vida, e eu pensei em deixar mais claro falando de cinco formas básicas de entrar em contato com isso. Olha aí, mana, pra nós:

1. Olhe-se demoradamente no espelho
Aí você está pensando: nossa, Ana, mas que coisa esquisita, vou me sentir meio boba. Ah, tá bom, te respondo já: vai sim se sentir meio boba e estranha, porque nunca fez isso. Quando se acostumar, vai ficar bem feliz e beijar o espelho.

Se olhe demoradamente, com tempo. Como se você fosse ter um encontro com alguém... E vai, né? Consigo. Se quiser, coloca uma musiquinha. Se olha bem, passa a mão no teu rosto, percebe os pontos fortes no teu rosto e no teu corpo. Mexe no seu cabelo, sorri, faz careta. Converse consigo, fale qualquer coisa que quiser falar, se sinta boba, se assim for, mas sinta. Sinta-se!!! Repita umas coisas legais ali e se comprometa a prestar mais atenção nessa figura refletida no espelho, cheia de história, de dor, de amor, de erro, de acerto, de vida real. Faça isso durante sua semana e você vai perceber que, de alguma forma, você pode ser uma estranha pra si mesma. E pode começar, assim, a exercitar a intimidade mais importante do mundo, de você com você.

2. Treine para aceitar elogios
Eu já não escrevi, logo de cara, "aceite elogios", porque a coisa não é tão simples assim, então não vamos ser utópicas. Treine. Se policie sempre que receber um elogio e, quando recebê-lo, ao invés de ficar se diminuindo, diga um "obrigada", mesmo que tímido. Só isso. Talvez você se sinta desconfortável, faz parte, estamos treinando. De tanto receber elogios com mais abertura, em um dado momento eles vão começar a fazer sentido pra ti, e vão passar a realmente fazer parte daquilo em que você acredita.

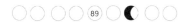

3. Exercite-se para dizer não
Oh meu Deus, como tem poder um "não" bem-dito e como pode ser difícil dizê-lo! Então, arregaça aí as mangas e vamos tentar. Pra não ser tão angustiante, escolha alguns nãos prioritários. Aqueles que são mais necessários. Cada uma sabe quais são os seus. Se a gente partir pra meta difícil de dizer todos de uma vez, a chance de desistir da meta aumenta muito. Então pense em três ou quatro nãos prioritários para dizer, não precisa ser nada extraordinário, comece com metas fáceis. Pense também na melhor forma de dizê-los, o ideal é ao vivo, olho no olho. O real pode ser por WhatsApp, e-mail etc. Bem melhor que não dizer, certo?

4. Tente evitar vampiros emocionais
Mesmo que seja vampiro gato tipo Edward, ok? Pense em quais são os que te rodeiam e eleja dois ou três de quem manter distância. Escolha se afastar dos mais poderosos. Se amar tem muito a ver com se proteger e preservar a vibe boa. Tente não deixar que os vampiros mais potentes alcancem sua jugular. Evite situações sociais e relacionais em que você possa ser atacada. Tudo bem, sabemos que quem está à nossa volta está apenas espelhando conteúdos nossos, mas dizer não para o que desnutre já é o começo da mudança de padrão.

5. Esteja atenta às suas necessidades

Interiorize-se por um momento, pense no que você precisa – é diferente de pensar no que você deseja. O desejo, às vezes, separa a gente daquilo de que a gente precisa. Vai que aquilo de que você precisa mesmo é uma sessão de terapia, mas você vai lá e compra uma bota? Aí usa a bota e até fica feliz, momentaneamente. Depois, volta a ser a menina que está vulnerável, fragilizada, só que de bota nova.

De repente, aquilo de que você precisa é uma corrida no parque, daquelas que te deixam mega em paz (como depois de um sexo dos deuses), mas acha que tem que se recompensar, não corre e come uma barra de chocolate, libera açúcar rápido demais e depois fica mais chateada ainda.

Sacou? A gente tem que ter muito cuidado com tudo o que fala ou escreve. Então quero deixar bem claro que adoro bota nova e que como chocolate, ok? Mas, às vezes, a nossa necessidade não é essa, beleza? E aí a gente se enrola, se engana, dá tiro no pé. Esses também são só meros exemplos pra ilustrar, podem ser milhões de outras coisas.

Bom, acabamos. Amar a si mesma é papo pra horas a fio de conversa boa. Mas a gente pode começar por aqui. Se gosta mais, tá? Beijo.

SINTA-SE RIDÍCULA

Solte-se, faça as coisas que te causam vergonha. Porque a vergonha nada mais é do que a preocupação com a opinião alheia: "o que será que vão pensar de mim"? Então senta aí que vou te contar a minha história com essa parada de mídia social. Vai que te inspira? Isso me deixaria muito feliz. Pode ser que o teu desejo engolido por tua vergonha tenha a ver com algo completamente diferente, mas não é isso que importa, importa lidar com o "sentir-se ridícula" e seguir assim mesmo, driblando o desconforto, porque, no fim das contas, é só você que está pensando nisso. E você tem que driblar sua autoexigência e seus fantasmas internos e se jogar naquilo que quer fazer, porque, se você ceder ao medo e à vergonha, um dia isso aí pode virar frustração.

A vida é só uma, então sejamos ridículas para depois nos acharmos sensacionais. Quando eu fiz minha primeira live no Instagram, só cinco pessoas assistiram. E sim, eu estava me sentindo ridícula, não estava confiante e estava pensando que ninguém estaria interessado em ouvir o que eu tinha pra dizer. Mas eu fiz assim mesmo, e uma amiga/anjo – vocês devem conhecer a Pamela Maravilhosa Magalhães, que já trabalhava com isso faz tempo – me disse: "Amiga, se uma pessoa assistir a sua live, você já estará tocando um coração, então sua exposição já terá valido a pena". Essa fala dela me ajudou muito, me concentrei no propósito. Eu não estava ali pra me mostrar por nada, eu estava ali para falar sobre coisas que as pessoas sentem, sentimentos, relacionamentos, questionamentos. Então foquei nisso.

Continuei me sentindo ridícula, mas eu sabia que minha mente queria me sabotar, me deixar paralisada na zona de conforto, sem me enfrentar. Fui mais rápida e consegui. Fui lá e fiz. Te convido a fazer, também, tudo aquilo que deseja, mas acha impossível de ser realizado. Coloque propósito naquilo que quer fazer. Feche os olhos e se pergunte se o teu desejo pode virar uma meta e, depois, um plano a ser desenvolvido, questione se é do bem, se vai plantar boas sementes e fazer bem pra ti e pro mundo. Vai lá! No fim, ninguém liga muito, a gente fica achando que o povo está reparando e, no fim, nem está. Ou está muito menos do que pensamos. Claro que tem a galera sem noção, sem tato, elefante na loja de cristais. Eu lembro que, quando comecei a fazer os vídeos, tinha um povo que tirava sarro, sutilmente, naquele viés da brincadeirinha, sabe? Eles ironizavam e eu ficava me sentindo mais ridícula, óbvio, humana que sou. Mas uma coisa era sentir, outra era paralisar.

A gente precisa aprender a separar sentimento de atitude. Pode estar com vergonha, com medo, só não pode paralisar por causa desses sentimentos. Siga assim mesmo... Está tudo bem. Para resumir, eu continuei com meu trabalho e essa galera que tirava sarro

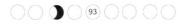

hoje fala: "Nossa, Ana, que trabalho bacana você está desenvolvendo! Parabéns"! Eu apenas agradeço e me abraço por dentro, porque eu não me tornei refém desse sentimento que poderia ter me encapsulado e me travado. Ele bem tentou, mas eu dei minhas reboladas e fui mais rápida que ele.

Na realidade, eu poderia dizer mais pra essas pessoas: obrigada por rirem de mim, por me fazerem lidar com a minha dificuldade em me expor e me soltar e então me impulsionar a grandes feitos dos quais tinha medo. Mas preferi ficar quieta, nem todo mundo entende a minha profundidade, minha cabeça estilo "fantástico mundo de Bob". E então assim eu sigo, bem humana, me enfrentando, me estimulando e tentando ser carinhosa comigo, cada vez mais. Eu espero ter te chacoalhado aí. Para de se economizar, deixa as bochechas coradas denunciarem a sua vergonha, faz parte. Não se esconda no quarto por causa delas. Minha psicóloga, que é um dos seres humanos mais fofos dessa vida, sempre me diz que gente com vergonha é fofo. É charme. Vai lá. Eu confio em você. Se desafie. Siga fofínea com vergonhinha mesmo, só não pare.

ONDE VOCÊ ENFIOU TUA POTÊNCIA?

Às vezes me pego pensando por que é que a gente se perde do nosso potencial essencial e se formata tanto, porque tem essa necessidade de se modelar, tentando ser coesa, numa sociedade que se mostra cada vez mais doente.

Nós, mulheres, temos uma potência avassaladora. Somos todas capazes de direcionar essa força para criarmos aquilo que quisermos. Essa capacidade tem várias facetas. Não somos iguais na forma de expressar essa possibilidade criativa. Ainda bem, porque cada uma tem seu borogodó, seu jeitinho, sua marca registrada.

Somos diversificadas, coloridas, antagônicas, complementares, circulares, silenciosas, coloridas, expansivas, meditativas... Mas somos todas extremamente potentes. Abre sua mente e seu coração pra umas perguntas: você vive sua capacidade de maneira útil pra sua vida? Você está onde gostaria de estar? Você se conhece o suficiente para entender o porquê das escolhas que fez até hoje?

É tão fácil viver a vida no piloto automático... Vivemos uma aceleração caótica, paramos pouco pra ouvir a intuição. E a intuição é muito perspicaz e certeira. Mas ela vem sutil, ela não fala alto no nosso ouvido, ela sussurra, delicadamente, suas intensas verdades. Ela tenta avisar que estamos longe da essência, que não respeitamos o primordial, mas, se você está esperando que ela grite, saiba que isso não vai acontecer. Quem berra com a gente é a mente, por vezes, promovendo a miopia emocional, nos impedindo de ver as coisas como são. A mente grita, mente e enrola a gente. A intuição nos veste, nos traz de volta pra sabedoria interna. Mas para isso é preciso conexão, colocar o mundo no mudo e ouvir a voz do coração. Se a gente não silencia, não ouve. Tem tanta sabedoria poderosa dentro de nós, toda a capacidade pulsa, incessantemente, num lugar íntimo e secreto. Vasto esse lugarzinho. Esse cantinho é dentro da gente.

Sabe quando você se sente vazia, sem motivação, meio se arrastando pela vida? Esse pode ser um sinal de que você não está respeitando as vontades de sua alma, lá onde mora teu poder inerente. Pode ser um alerta vermelho querendo avisar que você está só reproduzindo, copiando, repetindo, encenando. Quando a gente se comporta assim, não tem energia de força vital que resiste, ela cai dura ali dentro da gente numa supercrise de hipoglicemia, sem alimento, sem energia, fraca e deprimida.

Então para pra se perguntar sobre essas ideias que eu estou trocando aqui contigo. Se este texto te deu um desconforto, uma sensação de identificação com essa coisa toda aqui, fica bem atenta. Deixa crescer em ti o questionamento, deixa a sensação de incômodo per-

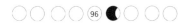

correr tua espinha. Só assim você vai se ligar de que está dormindo aí, desavisada, desperdiçando um potencial rico, intransferível, insubstituível, que é só teu e que ninguém tem igual.

Mergulha dentro de si e tenta entender em que momento do caminho você se perdeu. Pode ser que descubra que não se perdeu, porque ainda sequer se achou. Não se vitimize por isso, simplesmente comece hoje. Se passou 20 anos sem se encontrar, sem aporte de força feminina, sem estabelecer sua marca, pense que podiam ter sido 30 anos e siga seu barco. Ande pra frente.

Dê uma chance pra si mesma. Mas não uma chance de se vitimizar, de lamentar o que deixou de fazer. Sacode essa poeira e bota o pé e a cara na estrada. Segue, ganha o mundo. Aí você pensa, "ai, Ana, aham"... Ganha o mundo e me acha, aqui no textão, meio utópica. Eu estou falando do seu mundo interior, de ganhar o seu espaço, a sua existência, o volante da sua vida, de se apropriar da sua luz. E se rolar de ganhar um pouco do mundão de fora, corre lá!

Sentiu aí? Você se remexeu por dentro? Aproveita esse gancho e arregaça tuas mangas, escava dentro de ti e acha o mapa da tua mina. Acessa tua bússola, conecta com a anciã que mora em você. Chega de se encolher, vai viver.

CAPÍTULO 3

Sobre relacionamento amoroso, emoção, vínculo, entrega, conexão

Não faça planos a dois se você não está realmente acompanhada. Parceria se faz de atitude e não de falação. Envolvimento se mostra na prática e não no discurso bonitinho. Tire a venda e observe claramente. Dói, mas depois liberta.

ANA LUIZA COSTA
@psianaluizacosta

SERÁ QUE ELE SE IMPORTA?

Que atire a primeira pedra quem nunca se sentiu assim... Você começa a se envolver com alguém e percebe que está curtindo muito, que te faz bem estar com a pessoa, sente aquele frio na barriga, vontade de ver, de ficar agarrado, de contar sobre seu dia, fazer planos, apresentar pra família. Mas, antes de se jogar no sentimento, fica a dúvida. Será que ele se importa comigo? O texto tem esse título (fala sobre "ele"), mas aqui qualquer um pode se colocar na situação. Não precisa ser hétero, pode ter qualquer outra orientação sexual. Só precisa estar com essa pulga atrás da orelha! Este texto é pra todo mundo que quer saber se o que está recebendo é realmente amor.

Estou escrevendo sobre como entender quando alguém realmente quer estar conosco, se esse alguém tem mesmo um interesse que ultrapassa a vontade de transar ou se divertir, se existe um sentimento mais profundo.

Eu acho que três pontos são bastante importantes e vou conversar sobre eles com vocês:

1. Investimento afetivo
O que essa expressão bonita quer dizer? Quer dizer que quando a pessoa está interessada ela arranja tempo, faz esforço, se movimenta pra conseguir te ver,

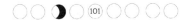

pra dar um beijo, pra mandar uma mensagem carinhosa, pra ser lembrada. Quando alguém te ama, te dá um grande espaço na vida dele. Deixa você fazer parte! Tem vontade de estar contigo, abre mão de outras situações pra te ver, quer te contar sobre o trabalho, sobre os desejos, os medos, quer acarinhar você e fazer com que se sinta especial.

Se você vive um relacionamento no qual, em vez do pão inteiro, recebe migalhas, desconfie da profundidade desse amor ou desse interesse. E isso não tem a ver com a pessoa ser ocupada, trabalhar muito etc. Tudo é relativo! Se você tem algo com um cara ou uma menina que é workaholic, já sabe que a pessoa é muito ocupada e que esse é o ritmo natural da vida dela. Mas se ela passa pra te dar um beijo nos 20 minutos que ela tem livres, já é um superinvestimento afetivo. Porque podia ter ido jantar, tomar um banho, sair com amigos, dormir, ou qualquer outra coisa, mas escolheu ver você.

2. Menos falação e mais ação

Se alguém realmente se importa contigo, demonstra. Sabemos que falar, até papagaio fala. A pessoa que está a fim mesmo age de acordo com aquilo que sente, faz coisas legais, o que é bem diferente de dizer coisas legais. Um relacionamento em que existe amor mesmo não é construído com frases bonitinhas, é construído com atitudes que fazem com que a gente se sinta lembrado, importante, em um lugar de destaque na vida da pessoa. Preste bem atenção nisso.

Por vezes o cara ou a menina nem são lá megarromânticos nas coisas que dizem, mas são fofos: lembram que você não jantou e trazem um sanduíche, perguntam como você foi naquela prova que era importante, te convidam pra ouvir um som em um lugar porque você comentou que adora, deixam de ir em uma festa irada porque preferem ficar no sofá vendo filme bobo contigo por causa da sua gripe. Lembre-se: a vida se faz com atitude, não com palavra bonita. Se puder ter os dois, sensacional! Se tiver que escolher, a ação sempre é mais confiável.

3. Te inserir na vida dele (ou dela)

Gente, caneta verde-limão pra grifar aqui. Quando alguém realmente te ama, te quer por perto, quer que você faça parte, que seja protagonista e não coadjuvante ou espectador. Se o cara ou a menina tem sempre uma desculpa pra não te inserir em seu meio social, familiar ou relacional, fique com os dois pés atrás. Não aceite migalhas. Este texto não é sobre sexo casual, prazer, diversão. Este é um texto que fala de amor. O amor insere, traz pra perto, compartilha, sinaliza, demonstra, apresenta! Não conte mentiras pra si mesma se você estiver passando por isso.

Se identificou? Então é hora de arregaçar as mangas e lidar com a verdade. É hora de colocar os pingos nos "is" e decidir se você vai continuar comendo os farelinhos que sobraram no prato de alguém ou se vai pedir sanduíche inteiro, cheio de queijo derretido, que tem o tamanho da sua fome e que você, antes de tudo, merece ;).

DEIXANDO IR QUEM NÃO QUER FICAR

Quantas vezes nos debatemos em relações fracassadas, já encerradas, mas continuamos agarrados ali por medo de lidar com a falta? Na verdade, ficamos vivendo a ilusão da presença, porque, na real, já foi, já acabou, não tem mais nada, não tem parceria, nem companhia.

E aí você vive aos pedaços, juntando farelos de pão pra matar a fome. Se acostuma a viver na subnutrição afetiva... Pensando bem, vivendo, que nada! Sobrevivendo, né? Alternando abrir mão de si mesma e machucar a si própria, como quem se embala numa dança frenética e angustiante. Mas como o ser humano é muito eficiente em se autoenganar, assim segue o baile. Tenta dizer pra si mesmo que pequenas mudanças estão acontecendo, que, vez ou outra, ele ou ela está mais atencioso ou atenciosa, que até enviou um coração em uma mensagem no WhatsApp. Na ânsia de proteger o castelo de areia, num desespero contorcionista, você se posiciona na frente dele para que o vento não o derrube, a água não o leve ou algum desavisado não pise nele.

Este texto é pra você, que está tendo dificuldade em encarar que está realmente vivendo uma ilusão. E se as ligações, mensagens, convites e encontros não partissem sempre de ti, vocês ainda teriam contato? Faça perguntas claras pra si mesma e, se experimentar um desconforto ou uma frustração, provavelmente já sabe a resposta... Está tentando sustentar o insustentável. Sofrendo em conta-gotas uma dor que incapacita e paralisa. Coragem! Até pra sofrer tem que ser por inteiro! É necessário tolerar a falta física, é preciso lidar com os fatos exatamente como são. Enquanto não nos despedimos daquilo que não quer ficar, estamos travando a chegada de gente que quer fazer parte de verdade. Enquanto vivemos a metade, nos privamos da totalidade.

Se você está lendo isso e está se identificando, não se distraia de novo, deixa isso aqui entrar em ti! Se olha no espelho com afeição e tenta descobrir por que está se colocando nessa situação de subaproveitamento, machucando a si mesma, se permitindo receber tão pouco. Enquanto está apertando os punhos pra segurar umas migalhas esfaceladas, existem banquetes completos por aí, nos quais poderá se servir da forma como você merece. Mas antes precisa aceitar ficar de mãos vazias, ou melhor, enxergar que já está de mãos vazias.

Vou dar uma dica simples e bem transformadora para o caso de rolar uma coragem aí de pagar pra ver. Para de procurar e de fazer grandes movimentos pra manter contato com a pessoa. Fica de olho em quantas vezes ela vai te procurar, quando vai priorizar estar contigo. De madrugada? Segunda opção. Nenhum convite para estar com os amigos ou fazer parte da vida social da pessoa? Certeza que não é primeira opção. E por aí vai. Presta atenção! Lava esse rosto, tira a peneira da frente do sol e bota a cara pra bronzear. Ninguém vai te dar o pão inteiro se você continuar se contentando com o farelo.

Deixa ir quem não quer ficar, se abre pra vida, estufa esse peito, mantém a postura, segura a onda, chora, sofre, desaba, levanta, estica a espinha de novo. Planta, daqui a pouco você colhe.

DEPOIS DA PAIXÃO, É A ADMIRAÇÃO QUE SUSTENTA O AMOR E O TESÃO

Ah, a fase da paixão, cada esbarrada uma arrepiada, né? Aquela etapa do relacionamento em que saem corações vermelhos dos olhos sem o mínimo esforço. É uma fase que necessita de pouco investimento afetivo. É quando a bateria está 100% carregada e você sabe que não precisa se preocupar, porque vai durar pacas.

A paixão faz a gente ficar com cara de boba, faz a gente se identificar com os clichês, faz o estômago revirar, faz o corpo todo pegar fogo e virar brasa em segundos. E vamos vivendo isso como se não houvesse amanhã. E não parece mesmo haver! É muita novidade! É a estreia do desejo, da vontade, da leveza, do tesão, do magnetismo.

Mas eu preciso dizer pra vocês: a paixão acaba. É inebriante, mas é passageira. Isso é ruim? Sim e não, depende do ponto de vista. Ela sai do palco pra dar espaço pra outros artistas, entendeu? Ela agradece e sai de cena, porque a parte dela na peça acabou. E se vocês realmente curtiram juntos e não vão se despedir, ela anuncia o amor... O amor não é tão serelepe quanto a paixão. Ele tem aquele olho de mormaço mais preguiçoso, mas ele acalenta a alma e preenche a gente de calma.

Quando o amor toma o palco, a gente dá uma sossegada, troca a revirada no estômago por uma satisfação no coração. A paixão se abastece sozinha, ela cau-

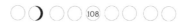

sa, inquieta, esquenta, excita, faz barulho, é agitada e rápida. A paixão é projeção, é quando você se apaixona por aquilo que gostaria que o outro fosse. Se o romance sobreviveu à etapa da idealização (paixão), pode ser que o amor faça sua entrada triunfal. O amor é mais na dele, menos reativo, menos espalhafatoso, precisa de mais cuidados, ele é mais cheio de querer, mais maduro, não aceita qualquer coisa não.

O amor não se cria onde ele não é reparado, importante, onde ninguém cuida dele. Ah, esse tal de amor é meio mimado. Então, como será que faz pra esse cara ficar com a gente e ficar de boa, satisfeito? Bom, o amor só fica se fizer par com a admiração.

A gente já é gata escaldada, então sabe que, na fase da paixão, o beijo, o toque, o jeitão da pessoa, o sorriso charmoso, a forma de andar, é tudo novidade. Fala aí, novidade é fácil de curtir, né? Só que aí o tempo passa e isso tudo já é teu arroz com feijão, teu olhar já está viciado. Você quer continuar compartilhando a vida com a pessoa porque a ama, mas já se flagrou olhando para aquela perna torta do boy (ou da mina) que você achava sexy e que agora te irrita um pouco. Algumas manias bonitinhas viraram pentelhações que te reviram os olhos e te fazem bufar. Mas você ama esse homem (ou essa mulher, caso você curta meninas), mas não é mais de graça, o barato não bate mais tão natural... Pronto, eita, lá vem você, amor, peculiar, sensível, cheio de querer, detalhista, seletivo, mas sangue bom. Só quer ser compreendido.

Pra sua relação funcionar daqui em diante, você vai precisar investir e contar com o investimento do outro. Esse cara ou essa mulher tem que provocar em ti uma sensação de estar orgulhosa, de admirar seja lá o que for nesse ser humano – mas te garanto, tem que ser forte. Faz o exercício aí, para tudo, reflete: você admira a pessoa que você ama? O que admira nela? Se foi muito difícil responder, presta mais atenção e tenta concluir essas respostas em outro momento.

Pra dar certo, nessa fase, é preciso que você olhe pra ele e sinta que, apesar das chatices, das divergências, do barulho que ele faz pra comer, da roncadinha básica, do pão-durismo, da mania de limpeza, da bagunça sem fim, entre tantos outros motivos pentelhaços... Você sente que esse cara é potente, cuida da família como ninguém, é megaprofissional, um esportista apaixonado, um lorde inglês ao te tratar, pai dedicado, melhor planejador de viagem, masterchef que você arranjou ou sei lá o que, pensa aí. Uma ou mais características precisam existir pra você saber que o amor, maduro e entendido que é, não vai cair em cilada. Se for cilada, não chama de amor, chama de carência, apego, costume, porque amor conforta, suaviza e acalenta.

Mas nem só de amor a gente vive, né, meu bem? Cadê aquele tesão todo da época em que a paixão rebolava no palco? Onde foi parar aquela vertigem e aquele calor no corpo de quando você encostava nele? Pois é, justo ou não, agora ele é construído, ele não vem mais automaticamente. Precisa chamar, preparar e agradar. Precisa, de novo, admirar esse cara! Você precisa olhar pra ele (ou ela) e pensar: admiro a oportunidade de estar compartilhando a vida com esse ser humano. É legal saber que outras pessoas o desejam, mas ele está ali por escolha e não por falta de opção. Você precisa, ainda, achar que ele é um peixão que você pescou – e ter saudade e orgulho daquela pescaria. Que ele vale a pena, que ele é um chato de galocha, te irrita, mas é fantástico em x, y ou z. Precisa disso, não tem negociação: pra alimentar o amor e o tesão, tem que tomar uma garrafa cheia de admiração. Quando ele te saturar, pensa nessas qualidades pra seguir com teu barco, pra se orgulhar da tua pescaria. Se você não sente isso e esta conversa aqui mexeu contigo, reserva um tempo pra entender mais teus sentimentos. Eu espero mesmo que você tenha ficado desconfortável caso esteja vivendo em um limbo, meio que só suportando tua relação. Eu espero que tenha ficado bem mexida, sim, porque só desse jeito, talvez, consiga sair do lugar. Eu sou repetitiva quando fico dizendo que a vida é muito flash pra gente ficar sentada aí cheia de tédio. E eu vou falar mais mil vezes, pra mim mesma e pra você.

Pegou a ideia? E quem ficou sorridente e sentiu uma alegria por manter amor e tesão por causa da ad-

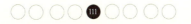

miração, dá uma sambadinha aí e chega em casa hoje toda pronta pra comemorar.

Adorei, de novo, estar aqui, seja te cutucando, seja te abraçando. Lembra de curtir se estiver funcionando, lembra de se mexer se estiver te entediando. Beijo, fui.

O amor não morre sozinho, do nada. O amor morre de negligência ou de sufocamento. Ele morre a cada dia um pouquinho, no "tanto faz", na falta de toque na pele, na falta do beijo molhado. Ele morre quando não se diz o que se sente ou quando se fala demais, bem alto, até sangrar a si e ao outro. Morre quando não se tenta curá-lo porque nem se percebeu que ele adoeceu. O amor morre nas polaridades, muito seco ou encharcado, faminto ou empanturrado. O amor morre de morte matada, mesmo quando a gente acha que morreu de morte natural.

ANA LUIZA COSTA
@psianaluizacosta

O QUE O MACHISMO ROUBOU DOS HOMENS E COMO DIFICULTOU COMPREENDÊ-LOS

Que tal esse tema? Me inspira falar sobre isso porque tenho pai, irmão, já tive marido, namorados e tenho um filho, além dos meus clientes queridos! Amo os homens. Bem, eu acho muito que eles, assim como nós, foram engolidos, encapsulados pelo machismo. A gente fala bastante sobre como ele nos aprisionou e nos fez reféns de padrões que nos roubaram o direito de vivermos plenamente nosso potencial, sem travas, gozando, com alegria, de tudo que engloba nossa sexualidade, fora mais um bando de motivo pertinente pra gente bufar quando o assunto é machismo.

Mas o que o machismo roubou dos homens? Lá vamos nós, porque a lista é longa.

Roubou a sensibilidade
Sim, o machismo roubou do homem o direito de ser sensível, de falar livremente sobre sentimentos, sensações e tudo que tem relação com seu universo emocional. Colocações tipo: homem não sente, não chora, não se sensibiliza; isso é coisa de viadinho, de mulherzinha, de fracote. Para de chorar, seja homem; nossa, está parecendo uma florzinha. Frases como essas são filhas de um machismo dominador, segregador, mau, desumano, tirano.

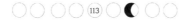

Eles aprenderam, então, a embotar seus sentimentos, a formar couraças físicas e psicológicas, ficando rígidos, magoados. Ficaram embotados, se resumiram, se reduziram a um falo ereto e a dinheiro no bolso para que possam sentir que têm valor. E então ficaram sem permissão pra lidar com a mágoa, se tornaram raivosos, agressivos, rabugentos, sisudos. Ai, que coisa triste. Felizes as gerações mais atuais que têm maior espaço pra sentir e pra começar a desfrutar do reencontro com o que foi sequestrado.

Os homens foram roubados e tentam, no mundo contemporâneo, resgatar seus bens. Claro, não são todos, mas em matéria de ser humano nunca podemos generalizar. Tem muito homem tentando, tem muito homem ensaiando falar de sentimento, fazendo força pra largar o estereótipo e se permitir viver sensível, doce, vulnerável. Seguem aí alguns exemplos de rolês que deram bem errado:

Roubou profundidade
Papo de homem é coisa chata? Só falam de futebol, cerveja, trabalho, bunda de mulher? Ficaram lá, assaltados de sua profundidade. Cerceados em sua capacidade de aprofundar, falar de sentimento, de espiritualidade, de dor da alma, de relacionamento, de medo. Homem com medo? Eu, hein? Gente, pensa comigo, essa realidade masculina também não deve ser mamão com

açúcar. Que sorte a minha ter um filho homem e poder permitir que ele seja profundo, permitir que chore, que tenha medo, que seja humano. Você também tem um pequeno homem na sua casa? Colabore para que ele se permita, para que seja profundo em sua emoção. Que missão bonita, não? Até rimou.

Roubou a afetividade

Nossa, estou escrevendo aqui e está me dando uma empatia, uma compaixão mesmo. Homem não pode beijar homem, homem não pode ser carinhoso demais, coisa de frutinha. E então o menino se desenvolve engolindo seu afeto, tentando se enquadrar no mundo masculino pra ser aceito, pra se destacar, pra pertencer. Que coisa... Isso deve doer.

Fecha os olhos, imagina que você é um adolescente feliz, animadão, coração grande e afetivo. E aí toda hora precisa se dar uma policiada para não ser quem é. Porque pega mal, podem questionar sua virilidade. Que porre isso! Que desperdício, né? Sendo que aquilo de que o mundo precisa é amor, demonstração de afeto, calor humano.

Roubou a liberdade de expressão física

Já reparou que homem tem sempre uma pegada durona? Estou falando do corpo mesmo. Parece que tem sempre uma rigidez. Pra dançar eles se seguram, pra não parecer isso ou aquilo, já viu? Pra gesticular, não dá pra liberar demais a espontaneidade, vai que fica parecendo pouco másculo? Inventaram que tem jeito de tirar a camiseta sendo homem, olhar a própria mão, cumprimentar as pessoas, sentar e blá. Socorro! Alguém prende esse ladrão de vidas, de recursos internos, de amor, de afeto, de originalidade, de essência.

Pra darmos um chega pra lá no machismo, precisamos estar muito atentas à forma com a qual estamos vivendo e nos policiarmos para não repetirmos comportamentos tão arraigados nesta cultura machista que fere todos, tanto homens quanto mulheres.

Começa em cada um de nós a mudança expressiva que sempre esperamos do outro. Vamos olhar primeiro em nós. Mudo eu, muda você, muda o mundo. Quando você para de permitir ser tratada como carne no açougue, quando para de se encolher pro cara não ficar inseguro, quando deixa de puxar o decote pra cima com medo de arranhar a sua reputação, você está começando a se movimentar rumo a um mundo mais justo. Porque se cada uma de nós disser não a essa lógica empobrecida, estaremos sinalizando aos homens que esse jeito de funcionar já está bem démodé. E que, se não se transformarem, não vão ter um só pescoço cheirosinho pra cafungar.

O DETOX QUE TE LIBERTA DO RANÇO RELACIONAL

Todo mundo fala sobre detox, suco verde, suco rosa, chá de hibisco, sopa de gengibre, muita água. Gritam aos quatro ventos vozes, textos, imagens, conteúdos mil passando as mensagens: cuidado com os vilões da alimentação, não sobrecarregue o corpo, faça exercícios, cuide da postura. Necessário, útil, importante, atual.

Mas eu vim falar de outro tipo de purificação, aquela que vai além das vísceras, do orgânico, da máquina física. Eu vim falar de um tal detox que faz parte dos meus dias enquanto psicóloga e mulher. O detox emocional.

Fala-se pouco dele. Talvez por ser mais complexo e por não ter receita pronta, porque quando a gente fala de emoção é tudo tão subjetivo... Abstrato. Não é igual ao detox do corpo, no qual você faz mais xixi e vê os tornozelos desinchando. Ou como quando você faz uma drenagem linfática maravilhosa e sente o intestino trabalhar enquanto o corpo afina. Não, não é assim. Mas, se você prestar atenção, pode sentir a alma perdendo peso, ficando leve, aliviada quando você pratica o detox emocional.

E como é que a gente faz isso? Como é que a gente se livra daquele piano pesado que machuca as costas e desgasta os joelhos da emoção? Pois bem, fazendo faxina. Sim, faxina. Tirando o pó das nossas relações,

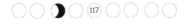

separando as que não cabem mais daquelas que somam na nossa vida. Desapegando de vínculos "trash" ou "fast food", entendendo que eles são indigestos, pesados, desgastantes.

Escavando seu universo afetivo, com coragem, para entrar em contato com os ranços que guarda dentro de ti, vomitando, simbolicamente, tudo aquilo que está estragado, vencido, mofado, que não foi digerido, tampouco assimilado. Mas isso faz bem? Como pode fazer bem se traz desconforto, dor, angústia, tristeza?

Eu respondo pra você, bem confiante, um sonoro e garrafal "sim". Reconhecer suas feridas, enfiadas em algum canto profundo de ti, é o único jeito de não ser refém delas. É o suco verde útil pra alma. Nada do que está internalizado pode ser transcendido se, antes, não for sentido. E ponto final, não tem outra maneira.

Pra ficar leve, com o coração tranquilo e a mente em paz, é necessário arregaçar as mangas e lidar com conteúdos rançosos que você enfiou bem lá no fundo daquele baú que só tem quinquilharia. Dá até sono só de pensar em abrir e mexer porque sabe Deus o que vai sair lá de dentro. Aranhas, baratas e traças... Bichinhos que gostam de coisa esquecida no museu da emoção.

Quer uma dica? Pede ajuda. Nada de brincar de Mulher Maravilha e achar que precisa vencer tudo sozinha no osso do peito. Mas pede ajuda pra quem quer te ver bem, quem te ama, torce por ti, fica feliz com

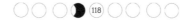

suas vitórias e animado pra matar um leão contigo. Não vai pedir ajuda na porta errada. Cria malícia nessa vida. Nem todo mundo é bão, Sebastião. Tem doçura, mas tem amargor.

Então aprende a fazer esse limpa. Deixa leves e desinchadas a emoção e a alma que sustentam o seu corpo, essa máquina maravilhosa que te leva pra cá e pra lá.

Se protege, cria casca, resiste, vai de novo, levanta, sacode a poeira, que essa vida é linda e doideira, pedreira e suavidade. Faz da dor oportunidade de ser mais valente, presente. É uma experiência curta e única essa de estar aqui, nesse planeta, se desenvolvendo, não perde tempo. "Detoxifica" seu coração e toda a sua existência.

Concentra, vai se exercitar, toma um suco feito de coragem pra revirar o baú de sentimentos, se apropriar deles, lidar com eles e depois deixá-los ir pra que você possa vislumbrar tornozelos emocionais livres e leves. Pra te levarem por aí com a alma em paz.

O VALOR DO AMOR ANTIGO

Minha dica especial para valorizar o amor antigo tem relação com visitar o passado... Nos relacionamentos mais recentes, a intensidade nas manifestações de afeto é muito espontânea, frouxa, simples. Nos relacionamentos mais longos, a coisa muda de figura. Mergulhados na rotina, nos afazeres automáticos e na certeza de que nosso amor já está conquistado, nos acomodamos e deixamos de ser intensas nas demonstrações de carinho, desejo, reconhecimento, admiração.

Nos enganamos achando que depois da conquista está tudo pronto, quando, na verdade, é aí que tudo começa. É quando a gente tem que se esforçar pra manter aquilo que funciona, a relação legal que a gente tem. Então minha dica vai especialmente pra você, parte de um casal que já se acostumou com a sua relação. Resgate com intensidade. Revisite fotos, cartas, e-mails, recordações em geral que te façam lembrar o quanto você quis estar com seu amor, o quanto já rolou frio na barriga, água na boca, desejo forte, o quanto eram inebriantes o gosto, o cheiro, o toque, o enlace. A risada frouxa, o abraço de urso, o beijo de língua! Há quanto tempo vocês não escapam daquele selinho fraterno e se engatam num beijo de língua molhado? Lembra o que você achou do beijo do seu amor logo ali no começo, lembra que aquele beijo te esquentava o corpo todo.

E aí, então, você pode relembrar e constatar que ainda está tudo ali! Numa nova roupagem, em um novo e sólido estilo de se relacionar.

Promova um encontro, um momento especial de resgate dessas sensações, tendo gratidão e se embevecendo com o fato de ter tido essa oportunidade desde que decidiram caminhar juntos. Faça consigo um compromisso de revitalizar e valorizar o seu amor. Pequenas atitudes realizadas com atenção e afeto promovem grandes resultados.

Essa coisa de achar que a única fase prazerosa na relação é aquela do frio na barriga faz com que a gente perca a delícia que podem ser novas sensações e novos prazeres adquiridos com a intimidade, o vínculo, a paz do ninho conhecido. Existem tantas outras formas de ter aquelas borboletas batendo as asas no nosso estômago! Já tentou uma nova atividade, dança, teatro, luta, curso de seja lá o que for? Já tentou encher a sua porção individual com desafios estimulantes em vez de achar que precisa de uma nova relação amorosa pra se sentir vivo? Em tempos de amores líquidos, a gente precisa ir no contrafluxo, valorizar aquela casa consistente que construiu tijolinho por tijolinho, do reboco à decoração.

Claro, se for uma relação ruim, que muito mais subtrai do que soma, faz sentido querer encerrar. Mas se for só por falta de "novidade", exercite mais sua criatividade no que diz respeito à inovação e aprenda a resgatar a sua relação antiga, assim como novos prazeres individuais. Pare de se comparar, de achar que tua amiga transa mais, que a vizinha ganha mais abraço e mais beijo, que não sei quem é mais feliz que você. Você não sabe, então pare de fantasiar sobre a vida dos outros e injete energia no que tem aí dentro da sua casa.

Desejo que a gente sempre saiba olhar pra dentro e perceber o quanto já tem, como já é bom, e saiba ter a consciência de que não tem nada pronto, a construção é diária, sutil, trabalhosa, mas muito recompensadora.

É fundamental saber amar o constante, o estável, o comum, o simples, o conhecido... Reverenciando os pequenos e delicados milagres diários. Viva o amor, o amor companheiro, antigo, cheio de histórias e repleto de nós.

Afinal, toda história acabará sendo preenchida pelo cotidiano, pelo arroz com feijão. Mas não é por isso que não dá pra mudar o tempero, pra colocar uma pimentinha, pra comer num prato mais fundo, pra inovar. Um sabor parecido, um jeito cotidiano, incrementado com novas formas de fazer o de sempre.

No "todo dia" mora a novidade do exercício, de um olhar menos viciado. Pare de tentar decifrar completamente o outro, porque isso é arrogância. O outro é um terreno que nunca poderá ser explorado completamente. Além do que, se você realmente acreditar que desvendou o outro, vai ficar entediada. Deixe que seu amor antigo alce novos voos. Que você possa admirá-lo olhando o céu e sabendo que a distância física traz o reinventar da saudade, do tesão por aquela pessoa que parece ser sempre a mesma, mas, se você olhar bem, com olhos menos pretensiosos, vai perceber que mudou com o tempo, assim como você, e que cada ser humano é um infinito particular a ser amado. Tentar concluir alguém é um trabalho impossível.

Não deixe que sua insegurança e sua necessidade de controle minem a sua capacidade de reinventar o que você sente em relação ao seu amor antigo. Até porque um amor novo, se perdurar, também se tornará uma história conhecida, o seu arroz com feijão usual. Porém, lembre-se que uma história antiga pode ter uma nova cara, um novo gosto, um novo cheiro, uma nova forma de abraçar, de transar, de conectar, de sentir. Existe um milhão de possibilidades naquilo que você, pretensiosamente, diz que já desvendou.

APRENDA A FAZER FALTA

Eita. Pode ser que isso seja extremamente difícil pra você. Mas quem disse que seria fácil? Nos ensinaram a fazer parzinho, a viver em dupla, a depender. Tudo bem, ninguém fez de propósito, ninguém usou a palavra "dependência", mas na verdade foi isso que aconteceu. Já se vê pelas expressões de linguagem, né? Tampa da panela, metade da laranja, chinelo velho pro pé cansado, essas coisas.

A obrigatoriedade é estar acompanhado pra ter, então, um atestado de felicidade. Tudo nos leva a crer que estar sozinho é triste, simplesmente porque nos apropriamos de um conceito cultural muito arraigado e não o questionamos. Mas, Ana, não é legal estar com alguém? É maravilhoso! Estar com alguém bacana, sensível, respeitoso, cabeça boa, gente fina etc. Mas, se não for assim, qual é a lógica de "fazer parzinho" só pra dizer que tem alguém? Atendo muitas mulheres que estão em relacionamentos muito aquém do que merecem porque alguém disse que é assim que o barco segue. Graças a Deus, elas estão despertando, lindamente, no seu tempo. Tudo isso aí foi uma introdução pra falar sobre fazer falta. Como poderíamos conseguir fazer falta se o ensinamento velado tem a ver com depender? Como aprender a dar espaço se nos assustam, dizendo que temos que "ficar sempre de olho"? Se nos ensinam, subliminarmente, a desconfiar, a agarrar, a garantir? Papos desse tipo: "olha, o mercado está feio, quem tem homem que segure" (alguém digita o emoji com cara de vômito, por favor). Esses conceitos todos nos engessaram, já tinha pensado nisso? Eu falo sobre fazer falta não de um jeito forçado, não sou a favor dos joguinhos emocionais, porque faço apologia à autenticidade, como poderia sugerir joguinhos desse tipo, né?

Eu estou falando de fazer falta no sentido de dar espaço, deixar o outro respirar. Quando eu tenho vida própria, eu consigo deixar que as minhas relações sobrevivam sem mim, e isso ocorre naturalmente. Mas se eu não tenho prazeres individuais, desejos próprios, planos autônomos, eu não consigo largar o osso nem por um dia, que dirá para sempre. E aí o ser humano que se relaciona comigo não consegue nem sentir saudades, porque ainda nem digeriu a minha presença de quinze minutos atrás.

É tipo quando eu vou pro interior, para a casa dos meus pais: tem tanta comida, tanta oferta em tão pouco tempo, que eu não consigo sentir fome. Eu simplesmente como, mas nem consigo mais ouvir meu corpo pra saber se eu realmente gostaria de comer. É assim que acontece quando você não permite que o outro sinta a sua falta. A pessoa não tem nem tempo pra conhecer a qualidade da interação, pra reconhecer sua

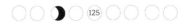

ausência e saber se quer a sua presença. Saber fazer falta nada mais é do que ter uma vida cheia de seus próprios interesses, de seus desejos, até mesmo de suas obrigações. Então, para que você aprenda a fazer falta, você precisa se abastecer de si, aumentar seu nível de autoconhecimento, lidar com as suas lacunas, com a sua falta de objetivos pessoais. Então, quando você ficar repleta de si, os seus vínculos do coração vão poder sentir fome de você, vontade da sua presença, valorizando o colorido da sua estada. Quando dizem que alguém disponível cem por cento do tempo não é interessante, o que querem dizer é que não nos provoca interesse alguém que não sai de nós para que possamos vê-lo de longe. Fato. Questione-se! Quem é você em sua individualidade? Como se preenche de si? O quanto gosta de sua própria companhia? Quanta falta sabe fazer? Começamos com "eita" e terminamos com "eita" de novo. Um grande "eita". Espero que eu tenha tocado o seu coração. Beijo.

POR FAVOR, ENVIE NUDES DA ALMA

Vim aqui pra escrever pra você sobre aquilo que considero a verdadeira nudez dessa vida. A nudez da alma. Acho que mostrar o corpo tem ficado cada vez mais fácil, me arrisco até a dizer banal. Sim, banal, corriqueiro, habitual. Não que isso seja ruim, mas só isso não me parece tão bom.

Às vezes tenho a impressão de que esse movimento de mandar pedaços nus do corpo (ou ele inteiro, mesmo) por aí faz com que a gente escape quando a história é sentimento, emoção, vínculo. Então agora mostrar o corpo é coisa de gente bem-resolvida, desinibida, que sabe o que quer. Sim, é isso também. Mas nas entrelinhas tem mais conteúdo. Na sutileza desse comportamento, tem gente com medo de mandar um nude da alma, porque aí não tem jeito, você fica peladona mesmo, nem adianta colocar a mão pra tampar a dita-cuja, a emoção está lá, toda esparramada pro outro ver. E pode ser que isso te assuste. Pode ser que uma insegurança gigante grite dentro de você: "resolve ser honesta com o que sente!"... Fantasmas em forma de pensamento te assolam, você começa a ficar agitada, ansiosa, e se pergunta de maneira nervosa: e se o outro não corresponder? E se me achar meio ridícula? E se eu não parecer a mulher mais descolada da vida?

Sim, são muitos os medos que travam a sua desenvoltura emocional, mas é preciso lidar com eles se você realmente quer experimentar sentar-se no seu trono de mulher que maneja seus monstros emocionais.

No consultório, dia após dia, atendendo as minhas clientes, eu me sinto com o passaporte cheio de novos carimbos, pois eu viajo naquelas histórias que me levam longe, pra territórios até então desconhecidos. Mas eu tenho percebido uma semelhança nesses universos tão distintos: mulheres acompanhando a tendência, bem nessas de nu com a mão no bolso, elaborando estratégias de fisgar o outro numa posição erótica de tirar o fôlego. Okay. Até aí, ótimo. Mas a questão é que, no fim, essas histórias se repetiram quando elas se deram conta de que queriam mais da relação, mas que comunicaram isso de maneira distorcida. Colocaram o corpo nu como um grande escudo encantador e não mostraram suas reais necessidades. O outro, por sua vez, nem percebeu que elas desejavam romance, pipoca no cinema, almoço com os melhores amigos dele, aquela coisa basicona que faz parte do vínculo afetivo. Então o que trabalhamos juntas é que era hora de mandar nudes da alma. Era hora de falar de sentimento, de vontade de se aproximar e de fazer parte afetivamente.

Quero aproveitar pra deixar bem claro que não tenho nada contra os nudes do corpo, mas que a pulga dança atrás da minha orelha quando vejo mulheres que têm esse hábito, mas que, depois de um tempo deixam de estar satisfeitas com ele. Se você manda os nudes do corpão e está feliz assim, faz do teu jeito. Mas se você se identificou com o que eu estou escrevendo, acende o alerta vermelho.

Mulher bem-resolvida é aquela que banca seus desejos, sentimentos, necessidades. É a mulher que, quando percebe que quer mais do que sexo, assume pra si a vontade do romance, do vínculo, da história mais profunda, mais conectada. Assim como a mulher que só quer sexo é admirável, no sentido de que promove sua vivência livre e prazerosa de um jeito que lhe faz bem.

Mas contra fatos não existem argumentos: sim, nesta era da superexposição física e dos egos inflados por um público seguidor, o mundo está sedento de significado. De histórias consistentes, de gente que banca falar de amor, fazer amor.

Gente que manda nudes da alma e deixa claro o que quer. Respeitar suas emoções e seus sentimentos envolve compartilhá-los quando necessário, quando você sente que está cheia de vontade de se abrir afetivamente, mas, em uma atitude de proteção, decide se abrir só fisicamente.

Eu ouvi de uma conhecida, certa vez, que, pra ela, transar por transar era sempre mais fácil, porque se expor pra quem se ama pode doer muito. Escrevendo este texto, eu resgatei essa fala dela da minha memória e fez todo o sentido. Às vezes, você deixa passar uma oportunidade legal de se relacionar com alguém bacana porque você tem receio de que ele não queira, de que você se exponha, então você manda uma foto do seu corpo erotizado no intuito de se defender da tua vontade e do teu medo de mandar nudes da alma.

Se este é o seu caso, por favor, envie nudes da alma. Lide com seu sentimento, mas seja verdadeira consigo. O mundo está sedento de verdade, de emoção sem maquiagem. Você acaba fazendo bem pra si mesma e, de quebra, pra toda a humanidade.

Se experimente além desse lugar de fêmea erótica arrebatadora, seja isso também, continue gostosa e sexy, mas não se coloque só nesse papel.

Afinal, você pode descobrir que já é tudo o que quer, basta não deixar o medo da rejeição te travar. Você não precisa se concluir, se definir, você não é só inteligente, ou só emocional, ou só sexual, você é tudo isso junto.

Você é essa miscelânea toda, tem coragens absurdas e medos bobos. Disso se trata ser mulher, infinita, cíclica, profunda, curvilínea, mutável.

Então, abra corajosamente os botões da sua blusa emocional e encante com a pele macia e as curvas sutis dos seus sentimentos. Você é tudo, não se reduza.

CAPÍTULO 4

Sobre ser mulher, sobre ser mulher além de mãe, sobre sororidade, cura do feminino, sobre ser infinita.

A mulher que se aceitou fica a vontade nua. Essa nudez vai muito alem do físico, aprendeu a estar à vontade quando a alma usa pouca roupa. Quando se expressa como é de verdade sente a suave presença das magias internas, sem dogmas, sem travas. Compartilhando vulnerabilidades com entrega em relações onde pode se despir e só deixar fluir.

ANA LUIZA COSTA
@psianaluizacosta

QUATRO SINAIS DE QUE VOCÊ ESTÁ VIVENDO UMA INTOXICAÇÃO RELACIONAL ENTRE MULHERES

Deixe-me contar pra vocês: tenho lido muito sobre sororidade. Pra quem não sabe, essa palavra simboliza a união entre as mulheres, no sentido de nos ajudarmos, sermos empáticas umas com as outras, companheiras, procurando nos proteger e nutrir sentimentos de lealdade, amizade verdadeira e cumplicidade.

Tenho lido muito sobre isso e também falado muito disso em consultório com as minhas clientes, tanto quanto tenho exercitado ser sempre melhor e mais carinhosa com as mulheres da minha vida e com aquelas que, embora não se demorem, cruzam o meu caminho. Então, vivendo isso tudo, fiquei aqui pensando no contraponto disso. Nas relações em que as mulheres não se protegem, se sabotam, puxam os tapetes umas das outras, competem, rivalizam, se abandonam, se chocam, se desvalorizam. Então pensei na importância de falar sobre as amizades tóxicas. Um termo pesado, né? Uma pena que assim seja, mas é real, existe. E é muito importante que a gente consiga identificá-las. É difícil perceber, principalmente quando você está bem envolvida em uma relação assim. Quanto mais afeto e proximidade, mais complexo ter algumas percepções. Eu pensei em quatro sinais norteadores que podem estar tentando te avisar de que essa relação aí, ó, te faz mal.

1. Vampirismo emocional ao invés de abastecimento afetivo

Muita atenção aqui, porque pode ser que essa sua amiga aja de maneira muito sutil. Se você não prestar atenção na sua sensação, pode não perceber o mecanismo. Se percebe que fica se sentindo drenada, desgastada, desanimada e desconfortável em alguns momentos na companhia dela, ligue o alerta vermelho. Às vezes não é algo que ela diz, mas o jeito como ela te olha, a forma com a qual ela se comporta fisicamente na sua presença. Perceba se ela te vampiriza emocionalmente, mesmo que de maneira muito branda. As relações de amizade, pra serem bacanas, pra sentirmos que estão dando certo, precisam nos abastecer afetivamente, nos fazer sentir uma sensação de acolhimento, de pertencimento e, antes de tudo, precisamos ficar à vontade com a pessoa. Claro que, às vezes, a gente tem a amiga mais fofa do mundo, mais sangue bom e coração puro, que está vivendo uma bad na vida, e tudo bem ela dar uma mordidinha no nosso pescoço porque ela está precisando de energia pra se recompor e é o mínimo que podemos fazer por ela, porque ela é show, ela merece. Mas não é disso que estou falando aqui. Até porque ajudar a mana que você ama, que faz o corre contigo é um superprazer, faz bem pro coração.

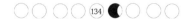

Estou me referindo àquele desgaste que acontece quando está tudo bem, quando, por exemplo, você está se arrumando pra sair e está rolando a maior vibe boa, ninguém está sofrendo, nem você, nem ela, e mesmo assim você sente algo estranho no jeito como ela te olha, ou em algo que ela diz, quem sabe mesmo o tom da voz dela faz com que você se sinta desconfortável, meio cansada, desgostosa. Entendeu? Se você se sente assim na presença dessa pessoa, fique com a família toda com pulgas atrás das duas orelhas, pode ser que esteja vivendo um vínculo pouco saudável.

2. Ela não consegue te elogiar nem vibrar, genuinamente, por ti
Liga todos os teus radares, tá? Fica superatenta, porque este ponto é importante. Pensa aí se essa amiga em questão te elogia, te põe pra cima, vibra com tuas conquistas, consegue lidar com o teu sucesso e se alegrar com ele. Quando ela te vê linda e feliz, ela consegue verbalizar isso e dizer o quanto fica animada em te ver bem? Se ela não é muito do verbal, talvez ela não diga, mas faz coisas, tem comportamentos que demonstram que ela quer te ver brilhando no palco da vida? Não? Você não sente que ela te manda essa mensagem de aprovação e reconhecimento? Então talvez seja uma relação na qual você precise se economizar pra manter a amizade, sabe como? Diminuir teu

potencial de beleza, inteligência, simpatia, carisma ou qualquer outra característica admirável, porque senão você percebe que ela fica meio assim, mais quieta, mais na dela, distante ou estranha. Vem cá, se for pra economizar o que se é por uma relação, tem algo bem fedido aí, concorda?

3. Falta de reciprocidade

Você pode chegar feliz ou triste, tanto faz, mas percebe que não tem espaço pra falar de si, das suas coisas, dos seus conteúdos. A menina está sempre falando dela, do bom, do ruim, do médio, e você toda ouvinte, querida, atenciosa. Mas, quando chega a sua vez, não tem espaço. Ela te corta, mesmo que sutilmente, atropela tua fala, minimiza as tuas situações, levanta, muda de assunto, fala de novo dela, mergulha no próprio umbigo, na maioria das vezes. Relações desse tipo são pobres nas trocas afetivas, não têm reciprocidade e não podem ser intituladas como "amizades para a vida". Porque nenhuma relação unilateral tem como se sustentar de maneira sadia.

4. Ciúme, fofoca, controle

Se você percebe que ela se incomoda quando você interage com outras amigas, tenta sabotar seus encontros com elas, fala mal delas pra você perder o interesse, manipula, faz drama, joguinhos emocionais, socorro! Este tópico aqui é o revelador mesmo. Se você vive isso em uma relação de amizade (dê outro nome, porque amizade não é), saiba que está tudo bem errado. Se acaba desculpando essas atitudes dela pensado "ah, mas ela quer ficar comigo, me adora, é ciumenta, é o signo dela e tal"... Para de se enganar! Para de minimizar a seriedade da situação. Isso não é saudável e não é amor, é controle, apego, manipulação ou qualquer outra coisa não admirável, ok? Não fique envaidecida achando que é porque ela te quer muito bem. Na verdade, ela deve estar te querendo como objeto de controle pra satisfazer a própria necessidade de ser satisfeita (o tempo todo) na relação. Vínculos afetivos se sustentam pela liberdade, sintonia, responsabilidade natural e espontaneidade. Se você não consegue viver essa tua relação assim, provavelmente ela é altamente tóxica. Sabe aquela história de que quando Pedro fala sobre Paulo mais sei de Pedro do que de Paulo? Então, se ela fala mal de uma galera, acha toda hora defeito nas pessoas, faz críticas destrutivas, tem prazer de falar pelas costas de todos, por que você se acha imune? Que fantasia te faz acreditar que isso não rola contigo e que ela não fala de ti?

Resumindo: amizade saudável e funcional faz você se sentir abastecida emocionalmente. Amizade que vale a pena é aquela que você recebe com a alma de pijama, o coração sem maquiagem e a mente de pantufa.

Se você precisa ficar toda dura, meio que se protegendo, desconfortável e um pouco tensa pra viver essa relação aí, meu bem, vamos rever. Acorda, tira a peneira que está tampando os fortes raios de sol e corre pra passar um protetor, porque, se não cuidar, vai ser queimadura de terceiro grau.

Faz isso não, seleciona, fica esperta, ouve sua voz interna, não se engana não.

Mas tudo bem, identificado o padrão de competitividade com outras manas, vamos ser sinceras e lembrar que nossos relacionamentos são espelhos. Se você não está ressoando com mulheres acolhedoras, generosas, que compartilham com alegria seu sucesso e enxugam com amor suas lágrimas, com certeza existem conteúdos teus a serem trabalhados. Aspectos que falam sobre suas feridas femininas e sua dificuldade em acreditar e, portanto, em vivenciar uma relação evolutiva e sincera entre mulheres.

É importante que você olhe pra isso e leve para sua terapia questões desse tipo. Só nos relacionamos com quem traz recados sobre nós, seja nas partes sombrias ou nas partes luminosas. Se você acompanha meu trabalho nas redes sociais, já me ouviu dizer que eu fui criada para desconfiar de outras mulheres e competir na corrida maluca por um marido que fosse me salvar de mim. Durante muito tempo eu tratei questões da minha história e das histórias das mulheres da minha família. Fui curando em mim o medo de me deixar ser amada por mulheres. Foi lindo florescer nessa compreensão e, com dedicação e muito olhar pra dentro, eu fui limpando as memórias transgeracionais e me permitindo ressoar com mulheres que realmente praticam a sororidade. Mas, Ana, como você conseguiu isso? Consegui isso deixando de me colocar como o alecrim dourado da situação, parei de me vitimizar e de dizer que as mulheres não eram boas comigo porque o problema era com elas. Resumindo, olhei para as minhas sombras, corajosamente estudei meus padrões de funcionamento, limpei feridas antigas, fiquei chateada, chorei, me senti sozinha e, assim, tropeçando e dançando, eu segui. Hoje eu tenho irmãs mesmo, da alma. Que vibram por mim e me oferecem o ombro. Eu vivi a mudança, então isso significa que você também pode viver, mas pra isso, meu bem, pare de olhar pra fora, seja mais humilde e lembre que você também tem muito pra reformular aí dentro. Apenas comece.

Quando eu olho para os meus filhos e me toco de que cada pedacinho da estrutura orgânica dos corpos deles foi desenvolvido dentro de mim, eu me curvo ao divino.

Nós, mulheres, damos à luz os nossos filhos, projetos ou sonhos. Somos geradoras de luz. Se acolham, criadoras. Sejam o melhor que vocês podem ser, com menos julgamento e sem culpa. Com alma, toda criação é linda!
Com amor,

ANA LUIZA COSTA
@psianaluizacosta

RELATOS DE UMA MÃE QUE PAROU DE SE EMPANTURRAR DE INFORMAÇÃO E PASSOU A SE OUVIR

Quero ter um papo contigo sobre maternidade. Se você já é mãe, pode te ajudar a se sentir mais leve e, se não é ainda, pode te abrir os olhos. Se você não deseja ser mãe, pode ajudar alguma mana com essas informações.

Eu vim jogar uma ideia real, não vim pra falar o óbvio, de quanto a maternidade é sublime, transcendente, profunda e tudo mais. Tá bom, é tudo isso sim, é muito mais que isso, só vivendo pra saber. Eu vivi duas vezes, logo não tenho como negar que me inebriei de ocitocina e mataria ou morreria pelos meus dois.

Mas eu não estou aqui hoje pra falar do clichê, do esperado, do batido. Eu estou aqui pra falar do contraponto, dos antônimos da beleza, do sublime, apaixonante. Eu estou aqui pra ser bem legal com você que ainda não teve filhos e jogar a real, pra que, quando você se tornar mãe, não fique numa superexigência de ser a réplica da maternidade estilo filme adocicado.

Estou aqui, também, pra dar voz a ti, mãe que ainda se segura, se limita, se julga e se culpa por comunicar e até por sentir, simplesmente, a contradição inerente da maternidade. Eu vim pra falar o quão indigesta foi pra mim uma orgia informativa sobre maternidade. Fast food, em grande quantidade, do qual me empanturrei.

Fiquei vivendo ali a minha indigestão, travada. Mas a boa notícia é que me achei e é sobre isso que vou conversar contigo.

Tenho um convite a fazer: vamos juntas soltar o freio de mão da emoção? Vamos começar a disseminar um mundo materno mais real, mais humano, com mães de carne e osso e sangue quente nas veias? Então vem comigo, porque já soltei o meu.

Ser mãe dói, cansa, exaure, confunde, inquieta, desgasta, confunde, irrita, choca. Ser mãe requer coragem pra se entregar para um amor que te toma a alma toda, sabendo que a vida é o próprio mistério e que, quando a gente ama demais, está na corda bamba, refém dos acontecimentos, das fatalidades, da dança toda da vida que nunca espera a gente ensaiar a coreografia. Ela solta o som e fala: dança aí.

A gente pode ser mãe de várias formas, mas, se o caso for gerar e parir, a gente não tem só a alma tomada, mas o corpo também. Nossa existência toda transformada pra virar mãe. Rola um superdesconforto, um punhado de medos, uma coleção de dúvidas. Sem falar nos hormônios bem loucos que resolvem dominar a coisa toda. Você vira refém da natureza, da força sublime daquilo que acontece como um milagre e que te obriga a abandonar quem você já foi, mas sem a segurança de um roteiro que te mostre quem vai se tornar.

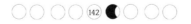

Como se não bastasse, todos decidem que sabem exatamente o que você deve fazer, o melhor para ti e para o neném. Ninguém te conta que você precisa estar superconectada com o seu feminino selvagem e intuitivo pra mandar bem na maternidade. Ninguém te conta que tua bússola interna sabe o caminho. As pessoas não te falam pra seguir tua intuição. As pessoas não contam, até porque ninguém contou pra elas, ninguém fala disso. Ao contrário, vomitam uma série de achismos, conjecturas, paradigmas, opiniões, sensações e tudo mais, que são uma mera reprodução do que elas passaram, porque, na verdade, ninguém sabe como vai ser a sua história como mãe. Mas o seu corpo sabe, sua essência sabe, sua psique sabe, cada célula sua tem essa resposta. Mas ninguém te fala isso. Eu também não sabia, mas agora eu sei e quero compartilhar contigo.

Quando eu estava grávida da minha primeira filha ,eu perguntei pra minha mãe quem nós viramos depois de nos tornarmos mães. Ela olhou pra mim e, com uma simplicidade reconfortante, respondeu: "minha filha, você vai ser você mesma, com um filho". Aquilo não fez sentido na hora, mas acalentou meu coração. Eu pari e me perdi de mim, do meu centro, fechei os olhos da minha essência e devorei todos os livros, assisti todos os documentários, me empanturrei de informação. Porque eu queria ser uma boa mãe.

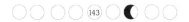

Aí eu fui vivendo tudo aquilo na pele e meu empanturramento de informações me deixou enjoada, não digeria nunca. Eu tinha ali um ser único, o meu neném. Não o neném do livro, nem o neném da minha amiga. E eu era aquela mãe ali da vida real, não a mãe do documentário. Então eu fui me debatendo toda, meio enlouquecida, tentando acalmar aquilo tudo dentro de mim. E, repito, não digeria nunca.

Mas um belo dia eu vomitei até não poder mais, cuspi toda aquela informação rançosa, indigesta, até poder sentir fome de novo. Fome de responder, organicamente, às minhas perguntas. Fome daquilo que só eu podia fazer por e para mim mesma. Fiquei tão faminta que eu abri minha boca e também meus olhos e comecei a me reconectar com a minha potência, com aquilo que só eu podia ensinar pra mim.

Aí a frase da minha mãe começou a fazer tanto sentido... Eu parei de querer reproduzir e resolvi ser eu mesma. Ser a melhor que eu pudesse, a melhor versão de mim no meu papel de mãe. E aí eu fui a Ana Luiza mesmo, brincalhona, regrada, espontânea, metódica, continente, irritada, acolhedora, bagunçada e ordenada. Paradoxal como a própria vida. Sol em câncer, ascendente em gêmeos. Essa sou eu. Me soltei e vivi minha contradição, meus caos, minha verdade. E então eu e meu neném começamos a entrar numa supersintonia. E eu comecei a me achar potente, uma mãe legal que falha.

Espero que eu tenha causado aqui, espero que eu tenha te desconfortado, te gerado dúvidas ou te ajudado a soltar o freio de mão. Hoje eu tenho dois filhos, de onze e sete anos, que me acham bem massa. Eles me veem chorando, dançando, trabalhando, treinando, escrevendo, gargalhando, viajando, saindo pros meus rolês, vivendo uma vida bem-vivida, bem real. Eles sabem que eu erro, mas que eu dou o meu melhor. Então, como não poderia deixar de ser, eu também vou palpitar aqui, dar opinião mesmo, porque eu sou humana, né, gente, como resistir?

Cola aí e escuta este palpite aqui: não escute todo mundo, selecione, refine, filtre. Abra o olho interno, feche os de fora um pouco, coloque o mundo no mudo. Tudo aquilo de que você precisa pra cuidar da tua cria está bem dentro de você. Se conecta consigo mesma, acessa sua bússola interna. Ouve sua essência e sua intuição, percebe o sentimento e dá limite pra galera. Se acolhe em si mesma o máximo que puder. Quando passar o furacão inicial, sai arrumando a casa, varrendo as folhas, levantando tudo o que foi jogado por aí. Não se perca de si. Boa mãe é mãe real que não é só mãe.

Mãe que ensina pro filho que é legal ter vida própria e que você não vai viver só pra ele. Porque assim, quando ele crescer, não vai precisar ficar culpado, achando que tem que "retribuir" vivendo demais para e por você. Mãe que manda bem é a mãe que se despede, temporariamente, do filho, vai ser feliz e volta toda abastecida de si mesma. Mãe feliz é a mulher que consegue ir e vir do papel materno e saber que é mãe, que é um universo inteiro além disso. Mãe atenta, vinculada, presente não precisa temer se ausentar, mãe segura passa confiança e sabe que o amor mora dentro. Mora ali bem perto, é lindo, transcendente, magnânimo, tão perene que a gente pode ir longe e, ao mesmo tempo, sempre estar próximo. Estar em si, consigo, no mundo, no filho, na vida, na dança, no eterno. Obrigada, querida que está aqui comigo lendo isto, porque em cada palavra escrita e lida a gente permite se curar um pouco mais.

ANTES DE MÃE, MULHER

Há tanto pra ser dito, bem como a ser escrito em relação ao universo feminino. São muitos os rostos, os jeitos, as formas, os sentimentos, as cores das mulheres... Somos complexas e estamos, na maioria das vezes, dispostas a amar. Então amamos com grande intensidade, com todo o coração, com toda a força da mente, do espírito, do corpo, de toda a nossa totalidade, um filho nosso. E esse filho vem de diferentes maneiras, vem do útero, vem da vida, vem da história e é nosso, simples assim.

Abdicamos de muito pra ganhar o dobro, para sentir a plenitude de ter a alma toda ocupada pelo amor e pela presença de um filho. Somos todas incansáveis quando se trata de proteger a cria. Passamos noites acordadas, independentemente do grau de exaustão, e começamos tudo de novo no outro dia, porque vale a pena. É sofrido, é difícil deixar-se de lado para viver a doação que a maternidade nos pede. Mas fazemos de novo, algumas por um filho somente, outras por dois ou três, quatro, e há quem tenha avós, bisavós que fizeram por dez, doze filhos.

Quando se fala de mãe, se fala de entrega, de afago, de cheiro, de beijo, de aconchego. É lindo ser mãe! Mas é incrível, também, quando a gente consegue retornar pra gente mesma. Quando a gente entende que o filho é muito mais que um pedaço nosso, ele é uma individualidade riquíssima e ele é do mundo. Quando entendemos isso, conseguimos perceber que nós também precisamos resgatar nossa individualidade. Quem eu era, afinal? Ou melhor, quem me tornei? Quais são meus interesses, quem sou eu, além da mãe do meu filho? Perguntas como essas são importantes para iniciar o processo de retorno para si mesma.

Usufruir de um tempo consigo, com as amigas, com o marido, o crush, sei lá, são só exemplos, veja o que faz sentido pra você, no seu contexto. Sair pra jantar, ir ao cinema, ao parque: ser, por um momento, de novo a protagonista.

Isso é possível, saudável e faz com que voltemos pra casa revitalizadas, abastecidas de nós mesmas e cheias de saudades dos filhotes.

Nós, mulheres, somos muito versáteis e temos capacidade de desempenhar vários papéis que alimentam a nossa existência. Possibilitam que tenhamos brilho nos olhos, que nos reconectemos com nós mesmas e que voltemos para os nossos filhos com paciência e com um olhar integral para eles.

Mãe, você precisa descansar, assistir a um filme, dançar até o chão, chorar, gritar, tomar uma garrafa inteira de vinho, meditar, pisar na grama, correr dez quilômetros, trabalhar com tesão, beijar de língua, sensualizar, transar, gozar. Sentir-se viva, inteira, fêmea potente. Precisa reencontrar seu desejo físico, emocio-

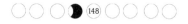

nal e espiritual também. Você é mãe, mas você é sua, além de mulher de alguém, filha, amiga, profissional, atleta, artista... Você pode muito e de várias formas.

Seu filho vai crescer, vai ganhar a estrada do mundo e só vai fazer isso sem culpa se você ensinar que está tudo bem ter vida, ir, voltar, experimentar vários papéis. Quer ensinar seu filho a ser feliz? Seja, então. Quer mostrar pra ele que ele deve experienciar a vida e se permitir alçar voo? Alce também. Antes de ser mãe, você é uma mulher, deixe que ela saia por aí, pare de reprimi-la, não há outro jeito de manter o brilho nos olhos, você precisa ser você, largar a culpa, viver. Essa prisão sem grades em que hoje se encontra foi desenhada pelos seus dogmas, crenças, autossabotagens. Ser mãe não significa ser santa, nem tapar o corpo pra nunca mais sentir tesão na vida. Você fez seu filho transando, certo? Experimentando seu corpo, sentindo, pulsando, vibrando. Apenas continue a se sentir viva. Vai dar tudo certo se você não se permitir morrer por dentro.

NOS ENSINARAM A COMPETIR NA CORRIDA MALUCA PELO MARIDO IDEAL

Uma pena, mas é real, com certeza ninguém fez por mal, mas que rolou, rolou. Foi a nossa educação, nossos pais sentiam que, dessa forma, estariam nos preparando para o mundo. Que nosso futuro seria mais "garantido", estaríamos asseguradas e protegidas. Não podemos julgá-los. Estavam fazendo o melhor que podiam dentro do que aprenderam.

E assim fomos crescendo, rivalizando, nos acotovelando como quem se atropela em loja de eletrodoméstico com 70% de desconto. Pra garantir o melhor "produto". Dançando até mais embaixo pra chamar mais atenção, olhando torto para as minas, como se fossem impeditivos do teu desespero para achar alguém pra chamar de teu.

Fomos ensinadas a desqualificar e ridicularizar umas às outras. Influenciadas a não confiar, não compartilhar, não relaxar. Tivemos como hábito criticar demais a nós mesmas e às nossas manas. A dizer que o decote da outra está grande demais, que ela bebeu demais, que se exibe demais, que é tudo demais. A viver assim, evitando a compaixão, a empatia e a sororidade.

Eu sei que isso não se aplica a todas as mulheres, sei que muitas avançaram antes, mas esse panorama sobre o qual escrevo ainda é muito real e presente.

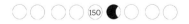

Eu mesma fui uma dessas mulheres, eu me trabalhei muito para tirar esse estigma de competição das minhas entranhas. Fui criada para não confiar em outras mulheres e agi assim no meu ponto cego por muito tempo. Rodeada de mulheres tóxicas, conflituosas, escassas, competitivas e tristes, porém vestidas com sorriso da ironia. Eu não compreendia por que tinha me enredado ali. Me sentia usada, perdida, desqualificada. Eu ia pra terapia e falava dessas minhas relações hostis. Eis que, num belo momento de insight, eu percebi que estava conectada com elas porque aquilo ressoava comigo. Inconscientemente, eu não acreditava que mulheres pudessem se amar profundamente, torcer genuinamente uma pela outra.

Eu sempre amei elogiar as pessoas e eu elogiava as outras mulheres e tentava convocá-las para sentir o profundo, para falar das dores, mas eu estava no lugar errado. Ou melhor, no lugar certo pra ressonância da época. Eu era carente, insegura e tinha uma grande necessidade de fazer parte. Contar a minha história me faz sentir admiração pelo meu potencial de superação.

Quando eu compreendi que eu precisaria de um grande processo de transição no que diz respeito ao meu relacionamento com as mulheres, eu percebi que toda a ressonância nublada e cinza vinha das minhas questões malresolvidas com a minha mãe. E todas aquelas mulheres, as quais agradeço hoje, por terem facilitado o meu despertar, devem ter questões de mágoa e não aceitação materna. Pois, se a mãe é nosso primeiro vínculo feminino profundo, se existe algo disfuncional aí, vai se refletir na relação com outras mulheres.

Posso dizer que fui bastante corajosa e olhei lá dentro, pra minha ferida que, muitas vezes, arrogantemente, eu dizia que já tinha sarado. Mas não tinha. Ter tido uma filha me fez acelerar e me comprometer com esse processo. Eu queria ensinar a ela coisas diferentes, queria que ela sentisse a magia doce de amar mulheres sem competir.

Então eu fui vasculhar minhas malas emocionais, nas quais estavam guardadas, com cheiro de mofo, as minhas questões com a minha mãe. Foi bastante trabalho para que eu pudesse vê-la com menos crítica, mais amorosidade. Resumindo, hoje a vejo com muito amor, compaixão e empatia. Não a vejo mais com os olhos da menina ferida que está brava com a mãe. Hoje me sinto adulta para compreender a minha mãe como uma mulher imperfeita, falha, que tem suas dores, extrema amorosidade e muitos talentos. Hoje eu a olho com olhos de doçura. Ela fez por mim tudo o que sabia fazer. Ela se criticava muito, ela queria acertar. Meu Deus, como a compreendo hoje. Te amo, mãe. Perdão e obrigada, viu?!

Depois de todo esse processo de transição para a cura do feminino, adivinha? Sem mágica, embora pareça, a vida foi me trazendo manas incríveis de todos os lados, mulheres potentes, intensas, generosas, pulsantes e acolhedoras. Coincidência? Não, ressonância. Autorresponsabilidade, dedicação e coragem.

O legal hoje é sentir minha relação com a minha filha, tão limpa e fluida, sem competição, cheia de amor e flexibilidade. Acho que eu cresci. Indo, sentindo, construí.

Fomos ensinadas a rivalizar para garantir que alguém gostasse de nós. Como se fosse uma corrida maluca, como se fôssemos concorrentes, oponentes.

E estávamos, todas nós, exatamente da mesma maneira, cobertas de medo de rebolar até o chão e perder a reputação.

Sentimentos tão comuns, as cicatrizes emocionais das nossas tataravós e de todas que nos antecederam vivendo em nós.

Todas querendo dançar em volta da fogueira louvando o fogo que vive em nós. Não quero falar sobre culpados nem promover discursos de cisão, quero falar de amor na minha visão. Falar sobre cura e união. Deixar um recado de transmutação. Eu honro as tuas dores, você honra as minhas e seguimos seguras, dando a mão.

ANA LUIZA COSTA
@psianaluizacosta

Este livro utilizou as fontes Quattrocento e Quattrocento Sans. Sua capa foi impressa em papel Cartão Supremo 250g e seu miolo em papel Pólen Soft 80g. Livro impresso em agosto de 2021 pela Crivo Editorial.